张秀勤刮痧养生堂

第 **3** 版

张秀勤
刮痧精粹

张秀勤　著

北京出版集团
北 京 出 版 社

浓 缩 医 学 名 家 数 十 年 经 验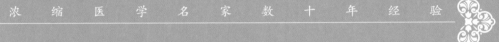

《张秀勤刮痧精粹》已经出版 11 年的时间了,感谢读者的厚爱,畅销至今。书像桥梁,把作者和读者连接在一起,让更多的人了解刮痧,与刮痧结缘,受益于刮痧。每每在各地受邀进行刮痧讲座后,面对各界人士了解刮痧后如获至宝的热情,渴望学习的眼神,众多刮痧受益者康复后的喜悦,看到学用刮痧的人不断增多,能给千家万户带来健康,我的辛苦付出有了最好的回报,深感欣慰!

我自 1991 年用刮痧治疗自身顽疾,亲身感受到立竿见影的效果后,茅塞顿开。小小一块刮痧板在肌肤上轻重舒缓地一刮,调动的是人体皮脉肉筋骨的活力,激发的是肌体自身的调节能力和康复能力。这种能力像肌体的侦察兵,时时监测着敌情;也是战斗队,能随时集结最优秀的士兵主动出击,保卫健康。为了让刮痧疗法发扬光大,我开始全身心地探求刮痧疗法的医学底蕴,术业专攻,潜心研究。

古法能为今用,因为刮痧的特点和作用是其他技法不可替代的。但是毕竟今人与古人在生存环境、饮食习惯、医疗条件等方面都发生了很大的变化。为使刮痧能更好地为现代人应用,我汲取民间刮痧和经络刮痧法的精华,创新出全息刮痧法和适合现代人的各种刮痧手法;并用中西医理论,特别是现代医学微循环理论指导刮痧的应用,挖掘刮痧的潜力。祖国医学博大精深,经过几十年的专注研究,我发现刮痧疗法就像深邃的大海,我在大海里遨游,不断发现新的珍宝,一颗比一颗璀璨,遂将其汇集起来,分类整理。这就是今天的刮痧诊断、治疗、保健、美容 4 个系列,以及各自的理、法、方、术。尽管刮痧疗法的作用如此之多,但是仍然具备操作简便、效果迅速的特点。

本书因篇幅的局限,只能选取刮痧在诊、治、防、美各领域中最新、最精华的部分。您可以根据自身的需求,哪怕只是将此书随手翻阅几页,都可以学会一招,随时进行自我刮痧诊断,发现亚健康的部位,有针对性地进行保健、疗疾、居家美容,甚至为自己和家人解急时之需。

感谢北京出版集团,感谢本书所有的编辑、设计人员,帮助我圆梦,让更多的人有机会享受刮痧的美妙,多一个健康保护神!

张秀勤

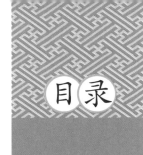

目 录

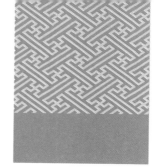

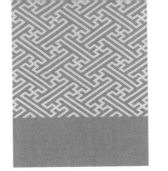

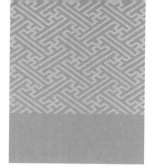

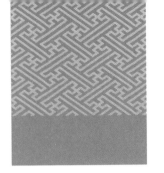

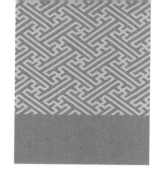

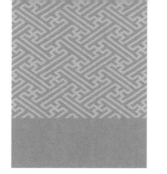

第七章　刮痧美容

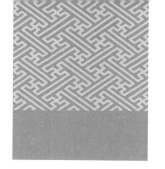

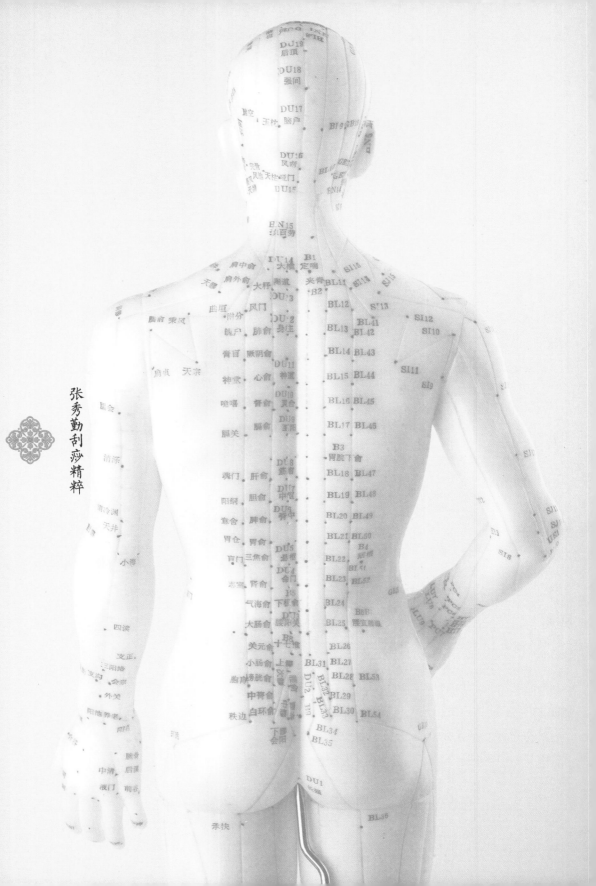

第一章

刮痧，适宜百姓居家保健的技法

刮痧疗法历史悠久、源远流长，早在唐代，人们就开始使用刮痧疗法来治疗疾病。至元、明时期，刮痧疗法已在民间广为流传。现代人更是将刮痧疗法广泛用于防病治病、养颜美容等多个领域。但『痧』到底是什么？为什么刮刮皮肤就能调节脏腑功能，缓解疼痛，甚至美容、减肥、瘦身？现代刮痧和古代刮痧又有什么不同？本章将为你解开刮痧疗法历经千年而不衰，反而旧貌换新颜，迅速得以发展和广泛应用的秘密。

刮痧疗法长盛不衰的原因

痧古称"砭法"，是中医治疗6大技法之首。中医治疗6大技法分别是砭、针、灸、药、按跷、导引。砭为第一法，可见其地位之重要，应用之频繁。一直到现在，刮痧疗法依然是人们所青睐的治疗方法。

从古至今，刮痧不仅满足了人们热爱自然、追求健康的需求，减少了医药费用开支和药物毒副作用对身体的伤害，保证了人们对安全与效果的双重需求，而且刮痧操作简便，好学好用，非常适合人们在家使用。

人们在享受刮痧带来的美丽和健康的同时，亦会惊叹刮痧的潜力和神奇的效果，通过刮痧领略到传统医学的魅力。

◎ 安全速效

俗话说"是药三分毒"，刮痧疗法不打针、不吃药，只在体表皮肤刮拭治疗，不穿透皮肤，也没有感染的后顾之忧，非常安全。

刮痧对皮肤看似简单的刮拭刺激，其实是对体内脏腑、经络、体表、血脉、肌肉的齐动员，可以调动肌体的自我防卫系统来调节失衡的气血，排出对身体有害的"毒素"（出痧和退痧过程），发挥最佳的保健作用。同时刮痧疗法操作简便，刮拭效果立竿见影。

◎ 好学好用

刮痧疗法不是医生的专利，无论有没有医学基础知识，只要对照本书，按图索骥，人人都能在家中进行自我诊断和治疗，并随时可以进行自我美容和保健。

◎ 操作简便

刮痧不需要复杂的器具，也不需要专门到医院请医生操作，更不需要特殊的场地，掌握了要领，准备好刮痧板、刮痧油或刮痧乳，按本书提示的要点，自己在家中就可以操作。

刮痧治疗非常灵活，您可以根据自己的时间和需要，在不同的地点、不同的季节选择最适合自己的保健刮痧方法。

专家提示
刮痧会损伤血管吗？

红色的痧痕来自血液，是不是刮痧损伤了血管呢？并非如此。在有微循环障碍的部位刮痧时，刮拭的按压力挤压着毛细血管，血液便从毛细血管壁间隙渗漏、外溢至皮下组织间隙，这就是出痧的过程。当刮拭停止，按压力解除时，出痧也就随即停止。如果刮痧损伤了血管，当刮痧停止后受损的血管就会继续出血，可见刮痧并没有损伤血管。

〖 痧是瘀血吗？〗

　　痧在形态上很像瘀血，但是痧与瘀血在原因、部位、血液的成分、血管的通透性以及出血量的多少、出血后对身体的影响等方面都有本质的区别。

	痧	外伤瘀血
出血原因	适当压力	暴力
出血部位	毛细血管	各种血管
血液成分	含有大量代谢产物	正常血液
血管通透性	紊乱	正常
出血量	极少	较多
神经压迫	无或非常轻微	比较严重
后果	不损伤周围组织，原有疼痛明显减轻或消失，运动自如	损伤周围组织，引起新的疼痛或运动障碍

〖 痧与微循环 〗

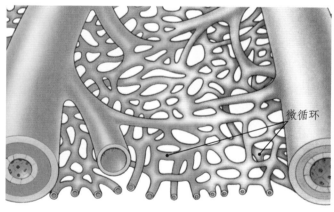

微循环

微血管

　　微循环部位的血管叫微血管，它的血管壁最薄，只有一层内皮细胞，厚度大约是普通纸的1%，上面有很多具有通透性的间隙，血液中的小分子物质可以从微血管壁的间隙中渗出渗入，进行氧气、营养物质和代谢产物的交换。

微循环

　　微血管网形成人体微循环，当营养物质和代谢产物不能正常交换，细胞缺氧，组织器官的代谢产物积聚，成为危害健康的内毒素时，就会发生微循环障碍。这正是肌体出现各种亚健康症状和某些疾病的原因。

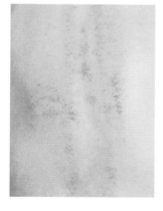

痧

　　刮痧时，刮痧板向下的压力会使体内含有毒素的血液从通透性紊乱的毛细血管中渗漏出来，停留在皮肤和肌肉之间，这就是我们看到的痧。出痧可以迅速改善微循环障碍。

刮痧——自我诊断和自我治疗的妙法

刮痧之所以在民间广泛流传，经久不衰，除了它具有前面所述的特点以外，还和它能帮助人们自我诊断健康状况、自我防病治病、自我养颜美容分不开。

◎ 自我诊断健康状况

刮痧，根据经络、脏腑、气血津液等基础理论，运用中医辨证的方法分析各种痧象（出痧的多少、所在的部位、颜色深浅）、阳性反应的性质、程度（局部有无疼痛、疼痛轻重、疼痛性质，刮痧时刮痧板下有无障碍和阻力），根据痧象和刮拭过程中的阳性反应的诊断规律，可以判断对应脏腑器官的健康状况，确定亚健康或病变部位、程度，帮助我们发现它的预警信号，还可以帮助我们预测健康发展的趋向。

具体诊断方法将在第三章的《刮痧快速测健康》中详细介绍。

◎ 自我防病治病

气血是构成人体和维持生命活动的基本物质之一。气血运行通畅，人体就能保持健康；气血运行不畅，则组织器官缺氧，细胞早衰，影响人体健康。刮痧具有疏通经络、畅达气血，促进人体新陈代谢等作用，预防疾病、防衰抗老的效果。

通过刮痧可以在疾病没有形成之前，发现气血变化的蛛丝马迹，提前进行有效的治疗，将疾病消灭在萌芽状态中。因为刮痧可以对亚健康进行定位诊断，这就使刮痧保健治疗更具有针对性，效果更好。刮痧具有诊断和治疗同步进行的特点，因此，刮痧是操作简便、安全有效的防病治病好方法。

◎ 自我养颜美容

刮痧可以活血化瘀，排出体内和皮肤的毒素，净化体内环境和血液，畅达气血、调节脏腑，同时清洁皮肤，化瘀祛斑，并为其输送营养，使肌肤局部的毛细血管扩张，局部组织血容量增多，血液循环加快而产生热效应。这种热效应使皮肤新陈代谢活跃，有利于受损组织的修复、更新与功能恢复，从而达到养颜美容的目的。

刮痧美容法，不仅适合各种面部损美性疾患的防治，更适合日常美容护理，既可以消斑祛痘，又可以细腻皮肤、改善肤质、减少皱纹、延缓皮肤衰老。

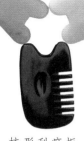

梳形刮痧板
主要刮头部

〖 全息经络刮痧法 〗

今天我们应用的刮痧法是在民间刮痧法基础上发展起来的现代刮痧法，也称为"全息经络刮痧法"。这种刮痧法不但继承了民间刮痧法的优点，还有了三大发展。

1. 有了明确的理论指导。即根据中医经络学说和现代生物全息理论来选取刮拭的部位，丰富了刮痧的部位，提高了疗效。

2. 对刮痧的器具进行了全面革新。配制专用刮痧油和刮痧乳，精心设计制作了适合体表各部位解剖形态的专用刮痧板。

3. 扩大了刮痧疗法的临床应用。今天的刮痧疗法不但可以用于治疗疾病，还可以用于诊断和预防疾病、养颜美容。

〖 科学的生物全息理论 〗

生物全息理论所揭示的核心如下：生物体每一个相对独立的部位都包含着整体的全部信息。例如，月季花或吊兰的一个枝条可以培育成一棵新的月季花或吊兰；动物的一个受精卵能发育成一个新生命；中医可以通过望舌、切脉诊断疾病（舌体和切脉的局部是整体的缩影，可反映整体的健康状况）等。这些现象都是因为生物体的局部包含着整体的全部信息。

生物全息理论认为，人体每一个相对独立的部位，耳朵、头部、手、足、躯干等，都是整体的缩影。在这些局部器官里面，跟同名脏腑器官相对应的部位，就是这个脏腑器官的全息穴区。全息穴区和同名脏腑器官有着一枯俱枯、一荣俱荣的对应关系。全息穴区出现阳性反应时就表示它所对应的脏腑器官出现了病理改变。

〖中医经络理论〗

中医认为经络系统是人体的综合调控系统，其功能概括了现代医学人体所有系统的功能。它像一个巨大的网络，内连脏腑，外络肢体，连五官九窍并通达皮肤，分布在人体的各个部位。它既是气血等营养物质运行的通路，又是代谢产物排出的通道，还有濡养脏腑组织、传导感应、保护人体、抗御外邪、调节脏腑气血阴阳平衡的作用。

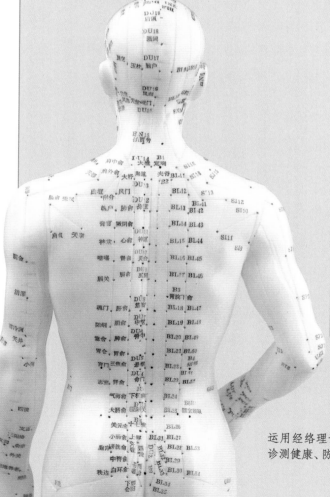

运用经络理论刮痧可以
诊测健康、防病、治病

专家提示

为何刮刮皮肤就有这么多效果？

人体有病，不一定非要打针吃药，人体本身就有一个"大药库"，具有治疗各种疾病的功能，这就是遍布全身的经络系统。经络系统功能正常，人就健康；经络系统功能减弱，人就会出现亚健康状态，甚至患病。刮痧通过刮拭的按压力刺激肌肤，可以激活增强经络系统的调控功能而预防和治疗各种疾病。

〖人体最大的器官是皮肤〗

皮肤覆盖人体表面，是人体最大的器官。皮肤有皮脂腺、汗腺、丰富的淋巴管、血管和神经末梢，是人体的外界屏障。皮肤有触觉、温觉、痛觉等感觉功能，有防御功能、呼吸功能、分泌功能，有排泄体内代谢产物，调节体温等作用。刮痧可以促进神经末梢的传导功能，增强皮肤的调节作用、自稳作用、代谢作用。

〖中医角度看刮痧〗

疏通经络，畅达气血

刮痧疗法刺激体表经络穴位，有疏通和激活作用，发挥了经络的整体性、双向性调控功能，不仅可以治疗经络气血偏盛、偏衰或气机紊乱，特别是气滞血瘀导致的诸多疾病，还可以增强经络所属脏腑的功能，提高人体自身的调节功能、抗病能力、康复能力，达到既治疗局部病变，又扶正祛邪、增强体质、防病治病的目的。

清热化瘀，调节阴阳

很多疾病与体内气机失调、热毒内蕴、血液瘀滞导致阴阳失衡有关，刮痧能调畅气机，使皮肤局部汗孔开泄，并通过出痧，快速清热解毒、活血化瘀而调节阴阳，健身祛病。

〖西医角度看刮痧〗

镇痛，松解粘连

刮拭刺激，提高了局部组织的痛阈，使紧张或痉挛的肌肉得以舒展。可以消除疼痛和肌肉紧张，避免受损伤的肌肉组织纤维化。

改善微循环，提高免疫力

刮痧使血管扩张及局部组织黏膜渗透性增强，淋巴循环加速，淋巴细胞的吞噬作用及免疫能力加强。出痧可以改善微循环，排出代谢产物，促进新陈代谢。退痧的过程是自体溶血现象，可以激活肌体免疫细胞功能，使肌体的防御能力增强。

信息调整

刮痧通过作用于特定体表，产生一定生物信息，通过神经—体液的传递到达相关脏器，既可以增强健康脏腑器官的功能，又可以对体内各脏器、各系统内的异常信息进行良性调节。

刮痧——适合现代人体质特点的养生技法

"因瘀致虚"是现代人的体质特点。现代人常常摄入过量的食物而使肠胃负担过重，加之生活不规律，工作压力大，用脑过度，体力活动少，睡眠不足等，身体很容易出现疲劳、内分泌紊乱、代谢紊乱，使体内环境因代谢废物积聚过多瘀滞脉络而阻碍气血运行，导致微循环障碍。久而久之，不仅影响人体健康，甚至可诱发疾病。

刮痧通过对皮肤进行简单的刮拭刺激，以出痧的方式宣泄了"邪毒、瘀滞"，调畅了气血，使经脉、器官中的气血调和，阴阳平衡，保证各器官功能正常。同时可以改善微循环，活血化瘀，增强免疫调节功能，清洁体内环境，调动肌体的自我防卫系统，可有效地改变经络失调、阴阳失衡的病理状态，从而达到强身健体、防治疾病的目的，是适合现代人体质特点的养生技法。

具体来说，刮痧与其他中医技法相比较有以下特点：

◎ 快速排毒解毒，预防各种慢性病

体内毒素积聚是亚健康和疾病的重要诱因	刮拭出痧可以快速排毒解毒
体内毒素：体内气血瘀滞，局部新陈代谢速度减缓，代谢废物不能及时排出会瘀而化热，产生危害健康的内毒素。这种体内毒素是导致脏腑功能失调的病理产物，既污染体内环境，又阻滞经络气血运行，使组织器官细胞缺氧。如不及时治疗，会出现严重的微循环障碍，使气血失调，脏腑功能紊乱，内环境阴阳失衡，是导致亚健康和很多疾病发生、发展的重要诱因。 引起的症状或疾病：口臭、便秘、尿黄、急躁易怒等各种亚健康症状以及高脂血症、糖尿病、心脑血管疾病、肠胃病等各种慢性炎症。	刮痧是一种快速宣泄体内毒素的疗法，刮痧后皮肤汗孔扩张，可直接从毛窍排泄体内的浊气。在血脉中有毒素积聚的部位，刮痧就会有痧出现。 刮拭瞬间所出现的痧，迅速改变了血管腔内血液的瘀滞状态，减轻了血管腔内的压力，可将含有内毒素的血液以痧的形式排出血管之外，使含有营养物质的新鲜血液畅行无阻。局部组织不再受代谢废物瘀滞和新鲜营养无法获得之苦，就可维持良好的内循环和增强生命活力，远离疾病。 出痧还有消炎杀菌的作用。与药物不同，刮痧的消炎杀菌作用是通过调整肌体气血运行，改善微循环，增强淋巴细胞、白细胞的吞噬能力，促使体内废物、毒素加速排泄，消除细菌、病毒的生存环境，用自身的调节能力消炎杀菌。

◎ 快速清洁体内环境，抗衰美容

体内环境不洁导致面部疾患和早衰	表里双清，以"清、通"为补延缓衰老
体内环境不洁：当某脏腑器官处于亚健康或出现病理改变时，新陈代谢速度随之减慢，代谢产物不能及时通过正常渠道排出，就成为污染内环境的体内毒素，导致体内环境不洁，脏腑器官的功能下降，衰老加快，容貌受损。 引起的症状或疾病：面色晦暗、黄褐斑、痤疮、黑眼圈、毛孔粗大，以及食欲减退、头晕、疲劳、失眠健忘、早衰等各种症状。	表里双清：刮痧畅通经络气血，可直接快速地排出血液中的代谢产物，促进新陈代谢，改善皮肤微循环，清洁、净化肌肤和脏腑内环境。 利尿、通便、发汗：刮拭躯干四肢部位经穴和全息穴区，可以调理脏腑，恢复和增强肌体自身的排泄功能，通过利尿、通便、发汗等途径，及时排泄代谢产物。以"清、通"为细胞补充营养，延缓衰老。

◎ 增强免疫调节功能，提高抗病能力

不良的生活方式使现代人免疫功能低下	痧消退的过程可以提高免疫功能
竞争压力及吸烟、酗酒、熬夜等不良的生活方式严重影响了现代人的免疫调节功能。舒适的生活环境，使肌肉的收缩力减弱，自身的应激能力和调节功能下降；精加工的食物，使胃肠的蠕动能力降低；严重的空气污染刺激呼吸道，污染血液。 引起的症状和疾病：感冒、哮喘、过敏性疾病、传染性疾病以及免疫调节功能异常等。	调动体内的清道夫：人体血液、淋巴液和组织间液中有许多具有免疫功能的淋巴细胞及血液中的吞噬细胞，对体内异物(非正常组织、外来组织)有识别和排除的能力，被称为体内的"清道夫"。刮拭所出的痧会很快被它们识别出来并排出体外。 经常刮痧，出痧和退痧的过程可以激活肌体的免疫细胞，使体内清道夫的排异能力增强，有效、快速清除病理产物。

◎ 快速活血化瘀，减缓身体疼痛

气滞血瘀是疼痛性疾病的主因	刮痧活血化瘀，镇痛立竿见影
气滞血瘀：中医认为，经络气血"不通则痛"，气滞血瘀是引发疼痛性疾病的重要原因。 引起的症状或疾病：头痛、颈肩腰腿痛、胃肠痉挛性疼痛、神经痛等各种疼痛性疾病；气滞血瘀还可以引起头晕目眩、疲乏无力、气短胸闷、痛经、乳腺增生、心脑血管疾病、肿瘤等。	刮痧疗法的特点是以刮拭的按压力将阻滞气血运行的毒素强行挤压出血脉之外，有"速通净化血脉"之效。"通则不痛"，出痧的一瞬间疼痛立刻减轻。对于寒证、热证等各种原因使血脉瘀滞引起的疼痛性疾病，刮痧有立竿见影的镇痛功效。经常刮痧可以净化血液，预防血脉瘀滞。即使不出痧，刮痧对经脉穴位的刮拭刺激也能起到减缓疼痛，通经活络的保健作用。

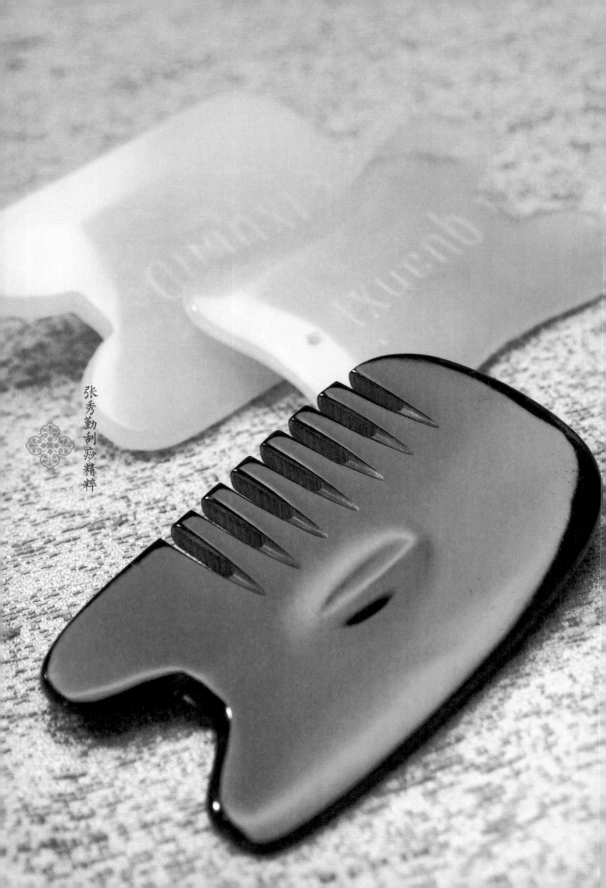

张秀勤刮痧精粹

第二章

刮痧技巧轻松学

刮痧入门很容易，只需要准备好基本器具，掌握基本刮痧方法，了解刮痧治疗要点与诀窍就可以在家操作了。学会刮痧不仅能自我保健，还可以成为家庭保健师，可谓一招在手，全家受益。本章将为你讲解刮痧需要准备什么、有哪些基本方法、需要注意哪些问题等。跟随我们，你将一步一步进入科学的刮痧殿堂。

✣ 刮拭器具 ✣

现代刮痧，多选用具有药物作用的玉石和水牛角材质做成的刮痧板（其边角的大小、弧度根据身体解剖形态的刮拭需要而设计）和含有中药成分的刮痧油、美容刮痧乳。这样的刮痧器具既能对经穴达到有效的刺激强度，又能保护皮肤，减轻刮拭疼痛，增加舒适感。

【水牛角和玉石刮痧板的特殊功效】

刮痧板是刮痧的主要器具，有水牛角制品，也有玉制品。水牛角味辛、咸，性寒。辛可发散行气、活血润养，咸能软坚润下，寒能清热解毒。为此，水牛角刮痧板具有发散行气、清热解毒、活血化瘀的作用。

玉味甘，性平，入肺经，有滋阴清热、养神宁志、健身祛病的作用。

水牛角及玉质刮痧板均没有毒副作用。

专家提示

刮痧板可以消毒吗？

水牛角和玉制的刮痧板不能高温消毒，刮拭完毕后可用肥皂水洗净擦干，或以酒精擦拭消毒。为避免交叉感染，最好专板专人使用。水牛角刮痧板如果长时间置于潮湿之地，或浸泡在水里，或长时间暴露在干燥的空气中，均会产生裂纹，影响其使用寿命。因此，刮毕洗净后应该立即将其擦干，最好放在塑料袋或皮套内保存。玉石刮痧板保存时应避免磕碰。

能用红花油或者其他液体来代替刮痧油吗？

如果在紧急情况下需要刮痧，但是身边没有刮痧油，可以用水、酒、香油来代替，但最好不要用红花油。红花油里面含有的辣椒素会刺激皮肤，在涂红花油后的皮肤上反复刮拭会使皮肤变得粗糙，引发过敏或黑斑。长期保健最好使用专用的刮痧油，效果好且没有毒副作用。

刮痧油

　　刮痧油是用具有清热解毒、活血化瘀、消炎镇痛作用，而没有毒副作用的中药及渗透性强、润滑性好的植物油加工而成的。刮痧时涂刮痧油可减轻疼痛，保护皮肤，预防感染。

美容刮痧乳

　　美容刮痧乳中含有滋养皮肤、活血消炎、祛斑的中药，具有清热解毒、活血化瘀、消炎镇痛、滋润皮肤、养颜消斑的作用，适用于面部养颜美容刮痧。

美容刮痧玉板（专利号：ZL 02 2 43809)

　　长弧边适合刮拭面颊，短弧边适合刮拭额头，两角部适合刮拭眼周穴位、鼻梁以及下颌。

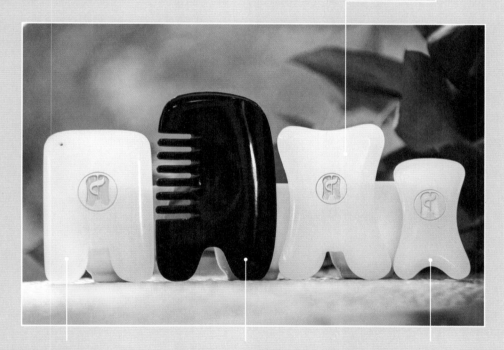

全息经络刮痧玉板（专利号：96201109.6)

　　长边用于刮拭人体平坦部位的全息穴区和经络穴位。两角部适用于人体凹陷部位、脊椎部位、手指及头部全息穴区。

多功能全息经络刮痧牛角板梳（专利号：96201109.6)

　　粗厚的梳齿便于疏理头部的经穴，既具有一定的按压力，又不伤及头部皮肤。

全息刮痧专用小板(专利号：ZL 2019 3 0733466.6)

　　精巧的玉石小板边角适合刮拭手部第2、第3掌骨，可以通过刮拭掌骨缝之间，对脏腑脊椎三维精准定位诊断和调理。

基本刮痧方法

在刮痧疗法的历史过程中，为了提高疗效，刮痧方法也在不断完善。正确的刮痧操作方法，可以对经络穴位、全息穴区达到应有的刺激强度，发现异常反应，有助于诊断，还能最大限度地减轻刮拭过程中的疼痛反应。

◎ 持板的正确方法

用手握住刮痧板，将刮痧板的底边横靠在手掌心部位，大拇指及另外四个手指呈弯曲状，分别放在刮痧板两侧，刮痧时用手掌心部位施加向下的按压力。

◎ 面刮法

面刮法是刮痧最常用、最基本的刮拭方法。将刮痧板的一半长边或整个长边接触皮肤，刮痧板向刮拭的方向倾斜 30°～60°（45°最常用），自上而下或从内到外均匀地向同一方向直线刮拭，不要来回刮。适用于躯干、四肢、头部等平坦部位。

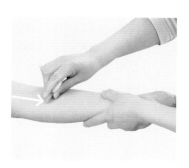

◎ 角刮法

单角刮法

将刮痧板的一个角部朝刮拭方向倾斜 45°，在穴位处自上而下刮拭。用于肩贞穴、膻中穴、风池穴等穴位。

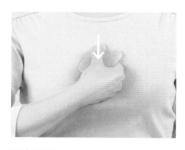

双角刮法

将刮痧板凹槽部位对准脊椎棘突，凹槽两侧的双角放在脊椎棘突和两侧横突之间的部位，向下倾斜 45°，自上而下刮拭。常用于脊椎部位。

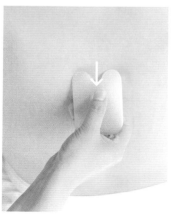

◎ 点按法

将刮痧板角部与穴位成 90°垂直，向下按压，由轻到重，逐渐加力，片刻后迅速抬起，使肌肉复原，多次重复，手法连贯。适用于人中穴、膝眼穴等处穴位。

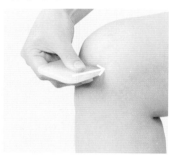

◎ 拍打法

将五指和手掌屈成弧状拍打，拍打手法多用于肘窝和膝窝的经穴，躯干部位和颈部禁用。拍打之前一定要在拍打部位先涂刮痧油。

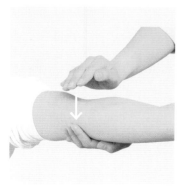

◎ 厉刮法

将刮痧板角部与穴区成90°垂直，刮痧板始终不离皮肤，并施以一定的压力做短距离（约2~3厘米）前后或左右摩擦刮拭。适用于头部全息穴区。

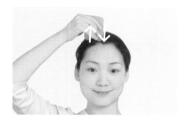

◎ 推刮法

将刮痧板整个长边接触皮肤，刮痧板向刮拭的方向倾斜，角度要小于45°（面部刮痧时要小于15°），自上而下或从内向外均匀地向同一方向缓慢直线刮拭，推刮法按压力要大，刮拭速度缓慢，每次刮拭距离短。常用于面部、脏腑器官体表投影区、腰背肌部位、疼痛区域的诊断和治疗，有利于发现和消除刮痧板下的不平顺、结节等阳性反应物。

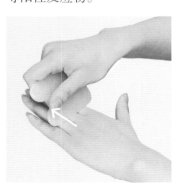

◎ 按揉法

平面按揉法

用刮痧板角部的平面小于20°角按压在穴位上，做柔和、缓慢的旋转运动。适用于合谷穴、足三里穴、内关穴以及手足全息穴区和其他疼痛敏感点。

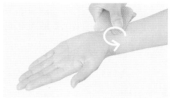

垂直按揉法

将刮痧板的边缘以90°按压在穴区上，做柔和、缓慢的按揉。适用于眼部睛明穴、骨缝部的穴位和第2掌骨桡侧全息穴区。

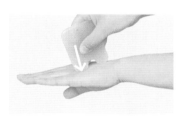

◎ 疏理经气法

沿经脉循行部位，用刮痧板长边自上而下或自下而上循经刮拭。适用于分段刮拭或保健刮痧时对经络进行整体疏理，放松肌肉，消除疲劳。

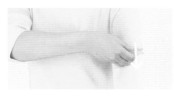

◎ 平刮法

操作方法与面刮法相似，只是刮痧板向刮拭方向倾斜的角度小于15°，刮拭速度缓慢。平刮法可以减轻疼痛，适合刮拭身体较敏感部位，如面部、胸胁部、脏腑器官体表投影区等。

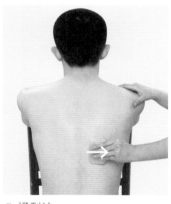

◎ 揉刮法

将刮痧板平面及整个长边接触皮肤，角度小于15°，均匀、缓慢、柔和地做弧形旋转刮拭。揉刮法可以减轻疼痛，多用于刮拭平坦的背部或疼痛敏感点，以及柔软的腹部。用于保健刮痧和消除结节、疼痛等阳性反应。

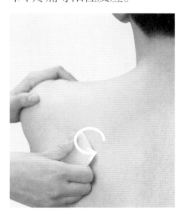

❧ 身体各部位的刮法 ❧

◎ 面部

经脉和主要保健穴位

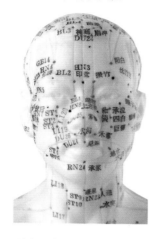

全息穴区

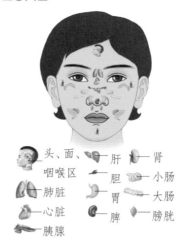

头、面、咽喉区
肺脏
心脏
胰腺
肝
胆
胃
脾
肾
小肠
大肠
膀胱

面部为全身的缩影。面部正中从额头至下颌是躯干的缩影，额头对应头颈部，两眉间对应肺脏，两眼间对应心脏，鼻中部对应肝，肝右侧为胆区，左侧为胰腺区，眼睛下面、鼻两侧为大小肠区，鼻翼部对应脾胃，上唇对应膀胱及卵巢，下唇对应肾及子宫，两颧外上方对应上肢，口唇两侧对应下肢。

刮痧要点

1. 刮痧前涂专用美容刮痧乳，以免干刮损伤皮肤。
2. 按从上至下的顺序，从内向外沿肌肉纹理走向刮拭。
3. 刮拭角度小于15°，刮拭速度缓慢，一呼一吸2~3下，以免出痧。
4. 保健穴位多用平面按揉法刮拭。

作用

1. 祛斑，减皱，收缩毛孔，滋润皮肤，养颜美容。
2. 对全身脏腑器官均有间接保健作用。

面部刮拭方向图

◎ 耳部

耳前耳背全息穴区

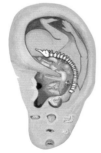

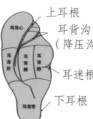

上耳根
耳背沟
（降压沟）

耳迷根

下耳根

耳轮从下向上为头区、颈椎区、胸椎区、腰椎区及四肢区。

与外耳道相连的下耳窝处为肺区、心区，上耳窝处从下向上为胃区、脾区、肝区、胆区、胰区、肾区、小肠区、大肠区、膀胱区、生殖系统区。

耳背处有一条深沟是降压沟，以此沟为界，近耳轮侧从上至下为心区、肝区，近耳根侧从上向下为肺区、脾区，降压沟下方耳垂处是肾区。

耳垂处从下向上为咽喉区、眼区、内耳区、下颌区、舌区、牙区。

刮痧要点

1. 不涂刮痧油，每个部位刮拭4~5下即可。

2. 以刮痧板边刮拭耳前、耳背，以刮痧板角部按揉耳蜗内穴区。

作用

1. 降血压，治疗胃痉挛。
2. 对全身均有保健作用。

◎ 头部

经脉和主要保健穴位

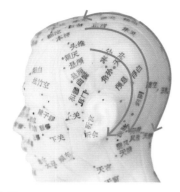

作用

1. 促进血液循环, 消除脑疲劳, 益智健脑, 延缓大脑衰老, 预防神经衰弱、脑血管疾病。

2. 治疗头痛、头晕、失眠、记忆力减退, 增强五脏六腑功能。

头部全息穴区

前头部: 头部前发际上下旁开约0.5寸的条带, 正中额中带对应头面部, 额旁1带对应胸部心肺胸膈, 额旁2带对应上腹部脾胃、肝胆、胰腺, 额旁3带对应下腹部肾、膀胱、泌尿生殖器官。

头顶部: 头顶部额顶带是神庭穴至百会穴的连线, 左右各旁开约0.5寸的条带。前1/3对应胸部脏器, 中1/3对应上腹部脏器, 后1/3对应下腹部脏器。

侧头部: 顶颞前斜带是前顶穴至悬厘穴的连线, 向前后各旁开约0.5寸的条带, 反映全身运动功能, 上1/3对应对侧下肢, 中1/3对应对侧上肢, 下1/3对应头面神经及口腔。

顶颞后斜带是百会穴至角孙穴的连线, 向前后各旁开约0.5寸的条带, 反映全身感觉功能。上1/3对应对侧下肢, 中1/3对应对侧上肢, 下1/3对应头面神经及口腔。

后头部: 顶后斜带在顶后部, 即由络却穴至百会穴连线两侧各旁开约0.25寸的条带, 对应颈肩部。

顶枕带在顶枕部, 即从百会穴至脑户穴连线左右各旁约0.5寸的条带, 对应头颈、腰背、腰骶及眼部。

枕下旁带在枕部枕外粗隆下方, 即玉枕穴至天柱穴连线左右各旁开约0.25寸的条带, 对应小脑、后头。

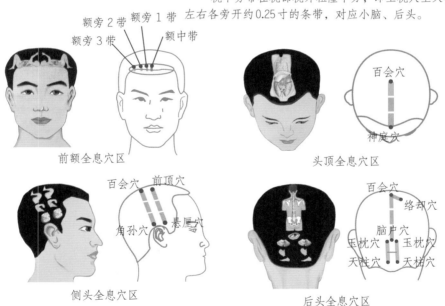

前额全息穴区　　头顶全息穴区

侧头全息穴区　　后头全息穴区

刮痧要点

1. 不涂刮痧油。宜在白天刮拭, 睡前禁刮, 以免神经兴奋性增强, 不易入睡。

2. 头部经脉: 侧头部从前上向后下方刮拭; 头顶部从后向前或从前向后刮拭; 后头部从上向下刮拭。各治疗带用厉刮法刮拭。刮至头皮发热即可。

3. 头部全息穴区刮拭速度为40次/分钟左右, 经络刮痧60次/分钟左右。

◎ 颈肩部

经脉和主要保健穴位

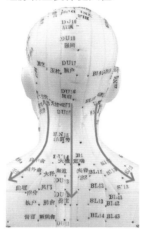

全息穴区

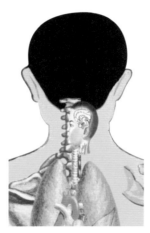

第1~7颈椎及两侧3寸宽的范围是头面部、颈部、上肢的脊椎对应区。颈椎第1~4节反映头部、面部、五官的健康状况，第4~7节反映咽喉、扁桃体、甲状腺、颈部的健康状况，颈椎第6~7节反映肩、上肢的健康状况。

刮痧要点

1. 颈部从上向下刮，肩部从内向外刮。

2. 体瘦者颈椎突起明显的地方，按压力不可太大，以防损伤脊柱。

3. 脊髓型颈椎病患者的后颈部禁刮。

4. 喉结两侧的人迎穴是颈总动脉部位，刮拭按压力要小，速度宜慢。

作用

1. 预防和治疗颈椎病、落枕、颜面五官疾患、肩关节周围炎、颈肩劳损，调节血压。

2. 刮拭颈前部咽喉、甲状腺、气管和食管体表投影区可治疗咽喉肿痛，并对这些器官有保健作用。

◎ 腰背部

经脉和主要保健穴位

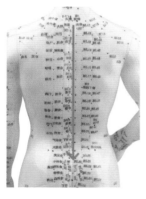

全息穴区

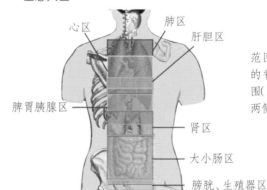

心区　　肺区　　肝胆区
脾胃胰腺区　　肾区　　大小肠区　　膀胱、生殖器区

各脏腑脊椎对应区的范围是与脏腑同水平段内的脊椎及两侧3寸宽的范围（相当于督脉、夹脊穴和两侧的膀胱经）

刮痧要点

1. 从上向下分段刮拭，每段12~15厘米长。体质较弱者可将背部分为上中下3段，分3日刮完。每个脏腑脊椎对应区先用面刮法从上向下刮拭背部中间督脉，后用双角刮法刮拭两侧夹脊穴，再用面刮法刮拭脊椎两侧3寸宽的范围。

2. 背部正中线、腰骶部督脉部位，皮下脂肪、肌肉薄弱，应用补法刮痧，刮拭时间要短。

3. 背部夹脊穴用双角刮拭，便于寻找阳性反应。

4. 刮拭速度为60~80次/分钟。

作用

1. 治疗腰背疼痛、肩部疼痛、下肢疼痛。

2. 调节脏腑功能，预防和治疗感冒、咳嗽、发热、心悸、食欲不振、泛酸、胃痛、泄泻、便秘、胸胁胀痛、肝郁气滞、脾胃和胰腺虚损、痛经、乳腺增生、内分泌失调、泌尿生殖系统的病症。

经脉和主要保健穴位

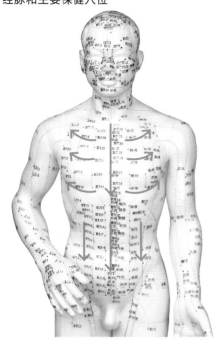

全息穴区

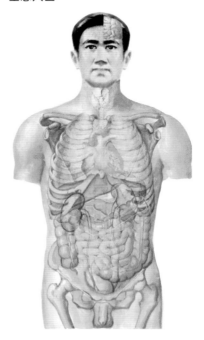

胸部有心脏、气管、支气管、肺、肝胆、脾脏的体表投影区。左胸部为心脏体表投影区；前胸部为肺脏体表投影区；上中腹部、左上腹胁、肋部为脾胃体表投影区；左胸胁为胰腺体表投影区；右胸胁为肝脏体表投影区；靠近横膈的体表区域为横膈的体表投影区。

刮痧要点

1. 从内向外沿肋骨缓慢刮拭，不可用力过大、过猛、过快，以防伤及肋骨。

2. 乳头处禁刮。

3. 禁用刮痧板棱角刮肋间隙。

4. 用角度小、按压力大、速度慢的手法刮拭脏腑体表投影区。

5. 刮拭速度为60~80次/分钟。

作用

1. 改善和增强心肺功能，预防和治疗心悸、气短、胸闷、心脏供血不足。

2. 治疗女性乳腺增生。

3. 治疗感冒、咳嗽、发热，消除气管炎症。

腹部是腹腔脏器的体表投影区，脐腹部为大小肠体表投影区；小腹部的体表区域为膀胱的体表投影区，女性为膀胱与子宫的体表投影区，小腹两侧的体表区域为卵巢的体表投影区；腰部两侧的体表区域为肾脏的体表投影区。

刮痧要点

1. 从上向下刮拭，内脏下垂者自下向上刮。

2. 腹部柔软，腹腔内有很多重要脏器，刮拭手法应柔和缓慢。

3. 饭后1小时方可进行刮痧。

4. 腹部减肥刮痧时，收紧腹部肌肉效果更好。

5. 腹痛者应确诊后再刮，内脏出血、急腹症患者禁刮腹部。

6. 刮拭速度为60~80次/分钟。

作用

1. 调节脾胃功能、促进胃肠蠕动、利尿、通便、减肥，可减少腹部脂肪，治疗腹泻、便秘、腹胀、腹痛。

2. 治疗痛经、月经不调、盆腔炎。

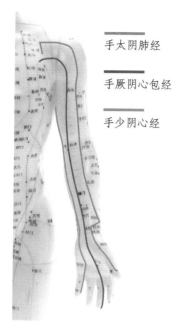

手太阴肺经

手厥阴心包经

手少阴心经

循行于手臂的经脉

四肢部位的每节肢体都是一个完整的全息胚，都是人体的缩影。全息穴区的分布远心端为头区，近心端为足区。依照从头到足各器官的次序来排布。

手掌全息分布

拇指外沿与第1掌纹间：心区；第1掌纹与第2掌纹之间，由上而下依次为：肝胆区、胃区、肾区、膀胱区和内生殖区；第2掌纹与第3掌纹之间，由上而下依次为：脾区、大小肠区；第3掌纹与第2~4指根间为：双眼区(食指与中指根交叉点下、中指根与无名指根交叉点下)、鼻口区(中指根直下)；第3掌纹与第4~5指根间为：肺区。

手背侧全息穴区

第3掌骨：手背以中指和第3掌骨为中心是脊椎的缩影，中指靠近第3掌骨处的指节为颈椎区，另两指节对应后头、大脑。第3掌骨为胸腰椎区，将其3等分，上部对应上背部胸椎部分，中部对应中背部胸椎以及第1、2腰椎，下部对应第3~5腰椎和骶、尾椎。手背第4、5掌骨间上1/3处对应肩部。手食指和无名指对应左右上肢，大拇指和小指对应左右下肢，中指对应颈椎和头部。

第2掌骨桡侧：根据生物全息理论，第2掌骨是整体的缩影，将其分为五区，从近指节处向下依次是头区、胸区、上腹区、下腹区和下肢区。远心端1为头颈区，对应头颈部，反映头部、五官、颈肩的健康状况；2为心肺区，对应心肺，反映肺、心、胸、气管、背部的健康状况；3为中部胃区，对应胃、十二指肠，反映胃、脾、肝、胰腺、十二指肠的健康状况；4为下腹区，对应下腹部泌尿生殖器官、直肠，反映下腹、肾、膀胱、生殖器官的健康状况；5为近心端下肢、足区，对应足部、下肢，反映腿、膝部、足部的健康状况。具体划分如下：头区下依次为颈穴、上肢穴、肺心穴、肝穴、胃穴和十二指肠穴、肾穴、腰穴、下腹穴、腿和足部穴。

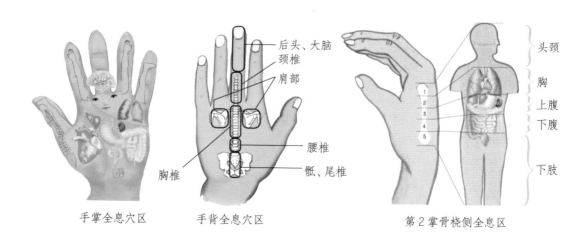

后头、大脑
颈椎
肩部

腰椎

骶、尾椎

胸椎

手掌全息穴区

手背全息穴区

头颈
胸
上腹
下腹
下肢

第2掌骨桡侧全息区

足背全息穴区

大脚趾下是扁桃体区；其他四趾下是头颈淋巴区；

第1、2趾缝纹下方是胸部淋巴腺；

第2、3、4趾下方足背处是胸、乳房、胸腺区，与小腿交接处是上身和下身淋巴腺区。

足侧全息穴区

足内侧是脊椎的缩影。内侧大脚趾对应头部颈椎，足背侧对应胸椎、腰脊椎，足跟处对应腰骶和尾椎。外侧小脚趾下为肩区，足弓处为肘关节区，足跟处为膝区和髋关节区。

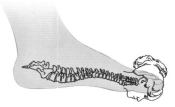
足内侧全息穴区

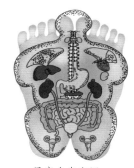
足底全息穴区

足底全息穴区

大脚趾：头区；

2、3趾：眼区；

4、5趾：耳区；

大脚趾下脚掌骨上：咽喉区；

前脚掌其余四趾下：肺区；

左脚肺区左下方：心区；

右脚肺区右下方：肝胆区；

两脚心：肾区；

肾区旁边靠近脚内侧处：胃区；

胃区和肾区以下，依次是：肠区、膀胱区、生殖系统区。

刮痧要点

1. 四肢需分段从上向下刮拭，每次以治疗的穴位为中心刮拭一个长度。静脉曲张部位从下向上刮拭且刮拭力度要小，严重静脉曲张不可刮拭。

2. 关节部位需顺应骨骼形态向下方滑动刮拭。膝关节部位有积水者、关节急性炎症期，局部不可刮。

3. 肘窝、膝窝部位可以用拍打法，有静脉曲张的膝窝部位不可用拍打法。

4. 肌腱、韧带损伤急性期不宜刮痧。手背、第2掌骨、足背皮肤较薄，应涂刮痧油后再刮拭。

5. 刮拭速度为60~80次/分钟。

作用

1. 防治关节痛及肌肉损伤和劳损引起的疼痛。

2. 刮上肢经脉可预防和治疗心肺、大小肠、内分泌和神经系统疾病。

3. 刮下肢经脉可预防和治疗肝胆、脾胃、肾和膀胱等消化系统、泌尿生殖系统的疾病。

◎ 刮痧治疗的顺序和方向

顺序

先上后下，先背腰后胸腹，先躯干后四肢，先阳经后阴经。为减少穿脱衣服的次数，也可以先刮暴露部位，再刮躯干部、下肢，最后刮足部。

方向

背部、腹部、四肢从上向下刮（如肢体浮肿、静脉曲张、内脏下垂则从下向上刮），面部、肩部、胸部从内向外刮。

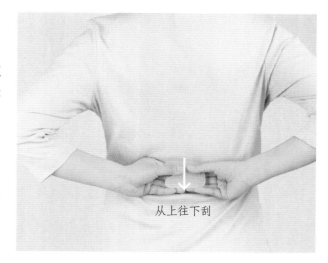
从上往下刮

刮痧操作要领与诀窍

　　掌握了下面的刮拭要领，能减轻刮拭过程中的疼痛，增加舒适感，明显提高刮痧治疗效果，确保刮痧治疗的安全性。

◎ 刮痧四要素

刮拭角度

　　一般刮痧板与刮拭方向皮肤间的夹角应小于 45°，在疼痛敏感的部位，最好小于 15°。

按压力

　　刮痧不能只在皮肤表面摩擦，这样刮不但没有治疗效果，还会形成表皮水肿。刮痧始终要有向肌肤深部的按压力。根据压力的大小，分轻刮与重刮。轻刮法按压力渗透至肌肉之上，多用于保健。重刮法要始终保持向肌肤深部的按压力。这样才能将刮拭的作用力传导至深层组织，重刮法多用于诊断和治疗。气血不足的体质、病症和骨骼凸起、皮下脂肪少的部位、大血管所在处，多用轻刮法。

刮拭速度

　　刮拭时要匀速、用力均匀。刮拭速度过快，用力不均匀，均会使疼痛感加重。根据刮拭速度的快慢，分快刮与慢刮。快刮多与轻刮相结合，属于保健手法，适用于年龄较大及体虚者、体寒者的治疗。重刮多与慢刮相结合，适用于诊断治疗。刮痧诊断时，用慢刮法，可控制在一呼一吸刮拭 2~3 下。

刮拭长度

　　一般以穴位为中心，总长度约 8~15 厘米 (3~5 寸)，以大于穴区范围为原则。如果需要刮拭的经脉较长，可分段刮拭。对于手足头部较小的全息穴区，刮拭长度较短，诊断时甚至一毫米、一毫米长地分段刮拭。

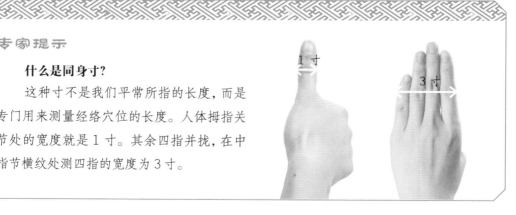

专家提示

什么是同身寸？

　　这种寸不是我们平常所指的长度，而是专门用来测量经络穴位的长度。人体拇指关节处的宽度就是 1 寸。其余四指并拢，在中指节横纹处测四指的宽度为 3 寸。

◎ 刮痧时间及间隔

每个部位刮拭时间

不涂刮痧油法：多用于刮痧保健。直接在皮肤上刮拭，也可隔衣刮拭，每个部位刮拭 10~15 下。刮痧时刮拭按压力度较小，刮拭至皮肤微有热感或皮肤微微发红即可，不需刮出痧，亦无间隔之说，每日均可进行。

涂刮痧油法：多用于刮痧诊断和治疗，每个部位刮拭 20~30 下。体质虚弱，容易出痧者，只要有痧出现，疼痛减轻即可停止刮拭。体质强壮者，可以刮至没有新痧出现时再停止刮拭。在不易出痧的部位，只要毛孔微微张开即可停止刮拭。在有结节、肌肉紧张、僵硬的部位，只要毛孔开泄或局部结节稍软，肌肉紧张、僵硬有所缓解即可停止刮拭。头部治疗刮痧只要局部有热感即可停止刮拭。面部保健治疗刮痧均须先涂美容刮痧乳，每个部位根据皮肤状况刮拭 5~15 下，局部有微热感即可。

总体刮拭时间与刮痧间隔

每次治疗刮痧不应超过 30 分钟（指用速度缓慢的平补平泻法刮拭）。初次治疗刮痧时间应适当缩短。体质弱或形体瘦弱者总体刮痧时间应当少于 20 分钟。同一部位两次治疗刮痧时间应间隔 5~7 天，原则是皮肤无痧斑、被刮处用手轻触无痛感，方可进行第 2 次治疗刮痧。

痧消退的时间快慢与被刮者体质、病情、出痧部位、痧的颜色和深浅，以及刮痧次数有直接的关系。

◎ 如何提高疗效并减轻刮痧疼痛

体位

舒适的体位使被刮拭部位肌肉放松，减轻疼痛。

刮拭角度

刮拭角度越小，疼痛感越轻。在疼痛敏感的部位，刮拭角度小于 15° 可减轻疼痛。

速度

刮拭速度分快刮与慢刮。速度越慢，疼痛感越轻。刮痧诊断时用慢刮法可控制在一呼一吸 2~3 下。

按压力

一定要保持按压力平稳、均匀，不要忽大忽小。

肢体用力点

刮痧操作时正确的肢体用力点有利于保持按压力平稳均匀。刮拭小面积时，一般肘关节、肩关节作为肢体的用力点。站立姿势刮拭大面积部位时，应双腿站稳，将双腿、腰部和上肢的力量运用到手部，进行刮痧。

刮拭的面积和部位

作用力点越小，疼痛感越重。增大刮痧板与皮肤接触的面积可以减轻疼痛。

刮拭时间

在同一部位多次刮拭超过皮肤耐受度会造成局部损伤，引起疼痛。掌握好不同体质、不同病情的刮拭时间，交替刮拭经络穴位与全息穴区可以避免刮痧疼痛。

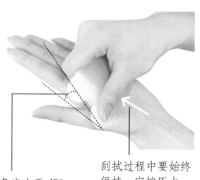

夹角应小于 45°　　　刮拭过程中要始终保持一定按压力

◎ 治疗全程三步走

　　空气新鲜、冷暖适宜的室内环境为佳。室温过高时应避免空调或风扇的冷气直吹，室温以不低于18℃为宜。

第一步：选择体位

　　选择既便于刮痧者操作，又能充分暴露所刮部位，被刮者感到肌肉放松，可持久配合的体位。

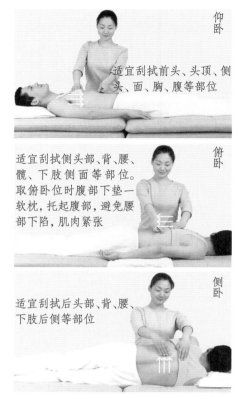

仰卧

适宜刮拭前头、头顶、侧头、面、胸、腹等部位

适宜刮拭侧头部、背、腰、髋、下肢侧面等部位。取俯卧位时腹部下垫一软枕，托起腹部，避免腰部下陷，肌肉紧张

俯卧

适宜刮拭后头部、背、腰、下肢后侧等部位

侧卧

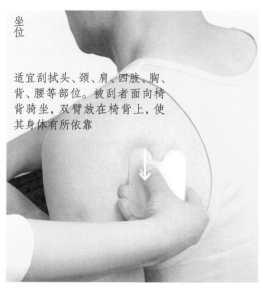

坐位

适宜刮拭头、颈、肩、四肢、胸、背、腰等部位。被刮者面向椅背骑坐，双臂放在椅背上，使其身体有所依靠

第二步：选定治疗的部位、穴位，涂刮痧油或美容刮痧乳，实施刮痧操作

　　在刮拭的全息穴区和经络穴位处涂上刮痧油，面部则先涂刮痧乳，开始刮痧操作。

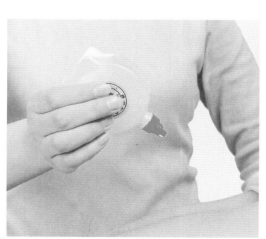

第三步：擦净残留刮痧油渍，穿衣保暖，饮温开水

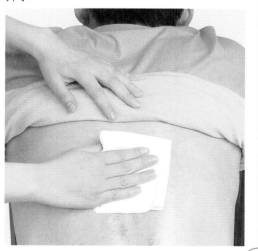

◎ 出现异常反应怎么办

	症状	措施
疲劳	少数体质虚弱者如刮痧时间过长，刮痧后24小时内有疲劳反应。体质极虚弱者如刮痧时间过长，刮痧后又不注意避风、保暖，偶尔会出现感冒现象。	一般不需处理，只要注意休息即可很快恢复正常。注意避风保暖，正确掌握刮痧时间就不会出现疲劳、感冒现象。
晕刮	晕刮是在治疗刮痧过程中出现的晕厥现象。如空腹、熬夜后刮痧，以及刮痧时间过长，手法不当，体质虚弱、敏感者会出现晕刮。发生晕刮时，轻者精神疲倦、头晕目眩、面色苍白、恶心欲呕、出冷汗、心慌、四肢发凉，重者血压下降，出现短时间的晕厥。	立即停止原来的刮痧治疗。抚慰被刮者，使其勿紧张，帮助其平卧，注意保暖，饮温开水或糖水。马上拿起刮痧板用角部点按人中穴，对百会穴和涌泉穴施以泻刮法会即刻好转。晕刮好转后，继续刮拭内关穴、足三里穴。

专家提示

刮痧的补泻手法

补法刮拭：刮拭按压力小，压力渗透至肌肉之上，速度慢，适用于年老、体弱及形体瘦弱的虚证患者。

泻法刮拭：刮拭按压力大，压力渗透至肌肉之内、骨骼之上，速度慢，刮拭出痧有宣泄体内病气的作用。

平补平泻法刮拭：有刮拭按压力中等、速度适中，按压力大、速度慢和按压力小、速度快3种，广泛适用于除体质虚弱者外的所有人群。刮痧避免按压力大、速度快、刮拭时间过长，因为这样刮痧会加重疼痛，宣泄过度，耗损正气。

刮痧的补泻手法不完全等同于刮痧的补泻作用。对于气血不足的虚证，虽用补法或平补平泻法刮拭，但若刮拭时间过长，出痧过多仍会有宣泄的作用。

【适应证】

全息经络刮痧法可应用于多种常见病的防治。对于疼痛性疾病、亚健康以及脏腑神经功能失调的病症具有显著疗效。以上病症具有中医所说的气滞血瘀特点，热证、实证疗效尤其迅速、显著。对于气血不足、不出痧的虚证要用补法缓慢调补。但对于器质性疾病，刮痧只是一种辅助性的治疗手段，危重病人和比较复杂的疾病，还是应该采用药物和其他综合治疗手段。

疼痛性疾病	头痛、牙痛、胃肠痉挛性疼痛、各种神经痛、腰痛、腿痛、颈痛、肩痛等骨关节疾病
外感病、脏腑器官病症	感冒发热、咳嗽气喘、肠胃病、食欲不振、糖尿病、心脑血管疾病、乳腺增生、痛经、月经不调等
美容美体	痤疮、黄褐斑、减皱、美白、紧肤、瘦脸、减肥美体
改善亚健康状态	早期诊断、治疗，有效改善亚健康，预防疾病，延缓衰老

【7 种禁忌证】

有下列情况时，不适合进行刮痧治疗。

1. 有出血倾向的疾病，如血小板减少症、白血病、严重贫血等病症禁刮。

2. 严重心脑血管病急性期、肝肾功能不全者禁刮。

3. 韧带、肌腱急性损伤部位，新发生的骨折患部禁刮。

4. 恶性肿瘤患者手术后瘢痕局部，原因不明的肿块以及恶性肿瘤部位禁刮。

5. 妇女月经期下腹部，妊娠期下腹部、腰骶部禁刮。

6. 感染性皮肤病患处，糖尿病患者皮肤破溃处，严重下肢静脉曲张局部禁刮。

7. 大汗、大出血后、过度疲劳时禁用刮痧法。

◎ 刮痧 6 大注意事项

1. 应避风，注意保暖。冬季刮痧后，应将被刮部位覆盖再走出室外。面部刮痧后半小时方可到室外活动。

2. 不宜连续大面积刮痧治疗，每次治疗时间不宜过长，严格掌握每次刮痧只治疗一种病症的原则。交替选择经络穴位与全息穴区刮拭，单独应用全息穴区治疗部位，每次选刮 2~3 个部位即可。

3. 刮痧治疗时，对于气血不足的虚证要用补法刮拭。不要过分追求痧的出现，防止刮拭过度，消耗正气或造成软组织损伤。

4. 刮痧治疗后饮热水 1 杯，补充水分，促进代谢产物的排出。

5. 刮痧治疗后，一般约 3 小时左右方可洗浴。

6. 各部位刮痧注意事项详见各部位刮痧方法中"刮痧要点"的内容。

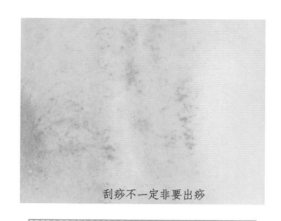

刮痧不一定非要出痧

专家提示

不出痧就没有效果吗？

不要强求出痧，不出痧也有效果。"气滞血瘀"型的"实证"刮痧后会迅速出痧，而且出痧较多；气血不足的"虚证"，刮拭后不容易出痧或出痧很少。这种情况不可以强求出痧，只要刮到毛孔开泄、局部发热，就有治疗效果。

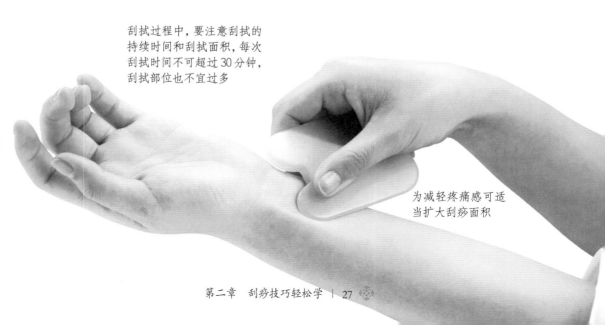

刮拭过程中，要注意刮拭的持续时间和刮拭面积，每次刮拭时间不可超过 30 分钟，刮拭部位也不宜过多

为减轻疼痛感可适当扩大刮痧面积

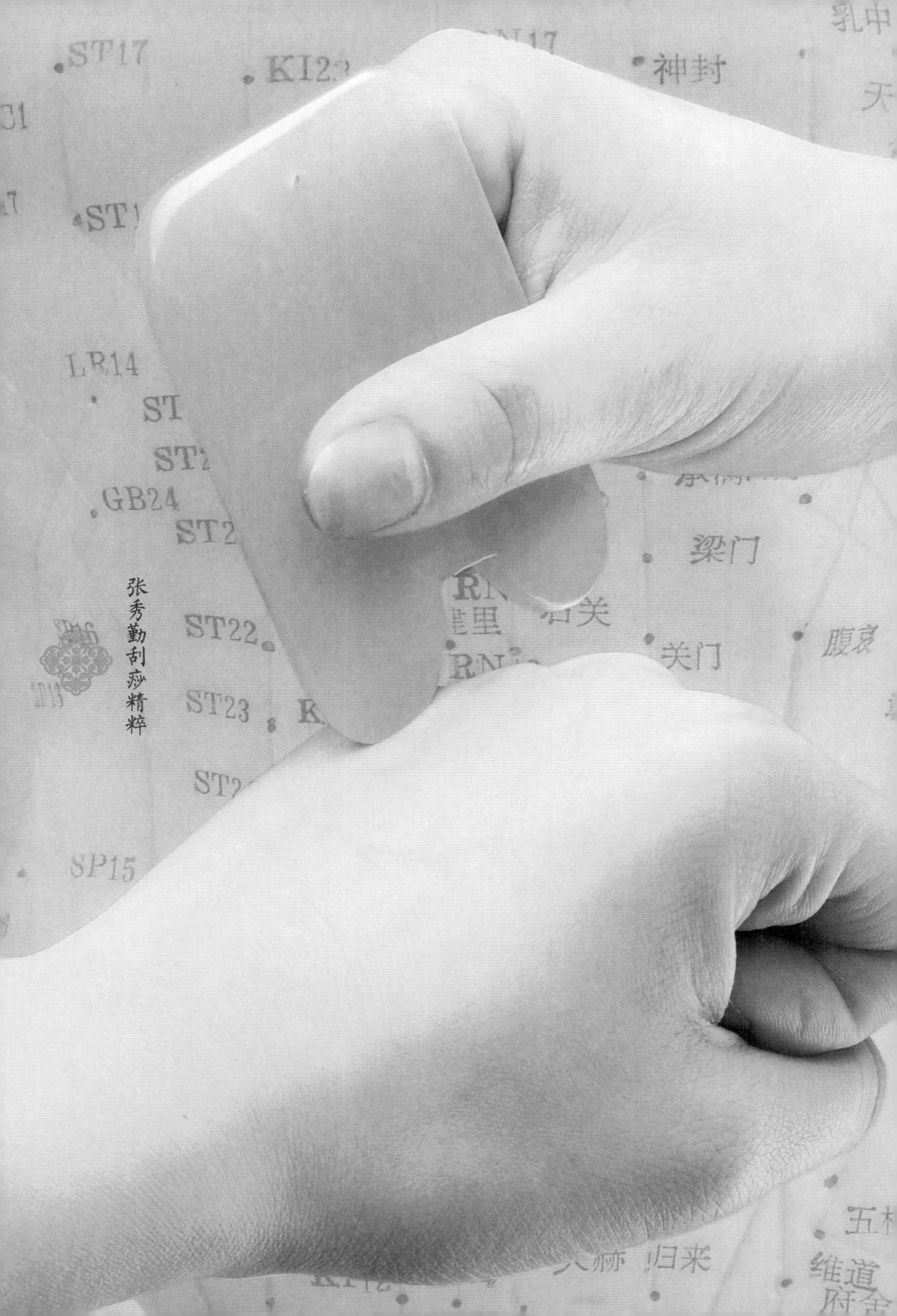
ST17
神封
LR14
GB24
梁门
ST22
关门
ST23
SP15
归来

第三章

刮痧快速测健康

当身体出现亚健康或脏腑器官有病理改变时，局部的血液循环均会有异常改变。用刮痧的方法可以迅速地捕捉到这种轻微的变化。出痧的部位，痧斑的形态、颜色以及刮痧部位的不同感觉，准确地体现了体内变化的差异、失调的脏腑经络。刮痧可以在没有任何症状时迅速判断出亚健康的脏腑经络，还可以对亚健康或疾病部位进行中医意义的定性，对疾病轻重程度、患者体质以及疗效进行判断，刮痧的超前诊断作用对于预防疾病，防患于未然，早期治疗有重要意义。

了解痧象诊断和阳性反应诊断规律，掌握刮痧诊断的刮拭方法，特别是前面讲到的推刮法后，在家里你就可以随时诊测自己的健康状况。

刮痧诊断规律

气血是组成人体的基本物质，气血运行的状态决定人体的健康状况。很多疾病的发生发展是一个非常缓慢的过程，早期气血轻微的变化往往没有明显的自觉症状，在亚健康和疾病早期，气血的细微变化在经络穴位和相应的全息穴区上都会有所表现，只要刮一刮这些地方，根据痧的颜色、形态、出痧的部位以及刮拭部位的阳性反应，即可发现身体病变的蛛丝马迹，进行超前诊断。

◎ 痧象诊断规律

轻度痧象

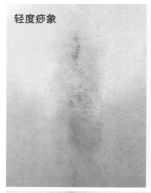

浅红色、红色散在痧点、痧斑，痧斑部位与皮肤其他部位高度基本持平。

可见于健康的人体，这种微循环障碍可通过肌体自我调节功能不治自愈。

一个或多个直径在1~2厘米的浅红色、红色较密集斑片状痧斑，不高于皮肤。

轻度微循环障碍，提示经脉轻度缺氧，时间较短，见于亚健康状态，没有任何自觉症状。

中度痧象

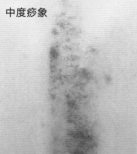

多个直径大于2厘米的紫红色、青色斑片状痧斑，痧斑部位与皮肤持平，或略高于皮肤。

中度微循环障碍，提示经脉中度缺氧，时间较长，可见于亚健康或疾病状态，有时有症状表现。

重度痧象

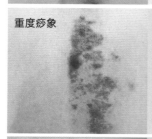

皮肤表面出现直径大于2厘米的颜色为暗青色、青黑色的一个或多个包块状、青筋样痧斑，痧斑部位明显高于其他部位。

重度微循环障碍，经脉严重缺氧，时间较长，可见于比较严重的亚健康或疾病状态，经常有症状表现。

没有痧象

刮拭后皮肤毛孔张开，没有出痧。但有疼痛或皮肤迅速增厚。

多属于气血不足的虚证，局部经脉有缺血、缺氧的现象。皮肤迅速增厚为体内有湿气。

◎ 阳性反应诊断规律

疼痛	酸痛	经脉因气血不足而缺氧
	胀痛	经脉因气滞而缺氧
	刺痛	经脉因血液瘀滞而缺氧
沙砾	仅有沙砾	经脉瘀滞时间相对较长，正在形成的病变或以前的病变目前没有症状表现
	沙砾与疼痛同时存在	经脉瘀滞时间相对较长或局部有炎症，提示局部或该经脉、脏腑器官有缺氧现象，目前有轻微症状表现
结节	仅有结节	经脉瘀滞时间较长，结节越大、越硬，缺氧越严重，提示该经脉、脏腑器官有缺氧现象或局部曾有过炎症，是以前的病变，目前没有症状表现
	结节与疼痛同时存在	经脉气血瘀滞的时间较长，提示该经脉、脏腑器官有缺氧现象或局部有炎症，目前有症状表现

专家提示

有阳性反应和痧斑就可以诊断患有某种疾病吗？

刮痧诊断是在中医经络脏腑理论指导下的诊断结论，可以提示经脉、脏腑器官有无缺氧现象以及缺氧的程度。刮痧诊断可以在肌体组织仅有轻微变化，没有出现任何症状时或在疾病的早期提前发现病变的部位，因此有超前诊断之称。这种早期诊断虽然不等同于现代医学意义的脏腑器官定位、定性诊断，但是可以判断经脉、脏腑亚健康的部位，能将其严重程度清晰地显示出来，可以进行早期预防性治疗，并能警示严重者及早去医院进一步检查确诊，采取综合治疗措施。

注意：因为肌体软组织损伤后，局部组织会出现增生或粘连等改变，刮拭也会有不平顺的感觉，所以在出现阳性反应的部位应先排除局部外伤史，再进行经络、脏腑诊断。

没有刮出红色的痧就健康吗？

如果刮拭后皮肤没有红色痧斑出现，但皮肤却出现毛孔迅速张大，皮肤迅速增厚，甚至变得僵硬、板结，这也是一种病理现象。皮肤毛孔变化与人体正气强弱及湿气有关。毛孔张开小而速度慢为正常；毛孔迅速张开为气虚；有异味排出为体内有秽浊之气；皮肤迅速增厚为体内有湿气，湿气重者皮肤增厚速度快，甚至会出现短时间的皮肤僵硬、板结，皮肤的这些变化是体内湿气盛，湿气外排的表现。

诊测脊椎健康

◎ 诊测脊椎健康方法 1：刮拭手背中指第 3 节

在手背中指第 3 节颈椎区先涂刮痧油再用推刮法 1 毫米、1 毫米地向前缓慢刮拭，光顺平坦为正常，疼痛、凹凸或有沙砾、结节状物，则提示颈椎部位已有亚健康或病理改变。

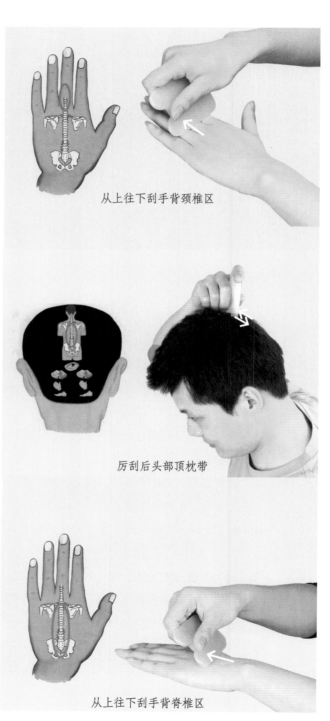

从上往下刮手背颈椎区

◎ 诊测脊椎健康方法 2：刮拭后头部顶枕带

用厉刮法刮拭后头部顶枕带全息穴区，感觉刮痧板下光顺平坦为正常，感觉疼痛，有结节等阳性反应时，则提示其对应的部位已有亚健康或病理改变。

厉刮后头部顶枕带

◎ 诊测脊椎健康方法 3：刮拭手背脊椎区

在手背第 3 掌骨先涂刮痧油，用推刮法刮拭手背第 3 掌骨的胸椎、腰椎、腰骶区，此处感觉刮痧板下光顺平坦为正常，疼痛、弯曲凹凸或有沙砾、结节状物以及出痧，则提示脊椎相应部位有亚健康或病理改变。

从上往下刮手背脊椎区

◎ 诊测脊椎健康方法 4：刮拭背部脊椎

在背部脊椎部位先涂刮痧油，用面刮法刮拭后背正中线，即脊椎后面的棘突部位和两侧的腰背肌部位，再用双角刮法刮拭夹脊穴。

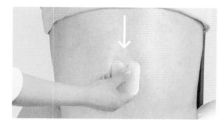

若发现后背正中线的痧不在一条直线上，或刮痧板两角下感觉不对称、不平顺，有异常突起，肌肉紧张、僵硬或结节，出现的痧象不顺直，两侧痧象与正中间的距离不相等，表明固定脊柱的肌肉、韧带作用力不一致，脊椎稳定性差，容易出现颈肩腰背痛、扭伤和骨质增生

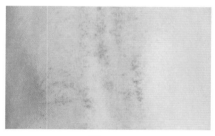

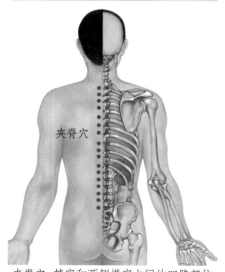

夹脊穴

夹脊穴：棘突和两侧横突之间的凹陷部位

◎ 诊测脊椎健康方法 5：刮拭足部脊椎区

在足弓处先涂刮痧油，刮拭足内侧从大脚趾侧面到足跟的脊椎全息穴区，感觉刮痧板下光顺平坦为正常，出痧、有结节或有疼痛感时，则提示其对应的部位已有亚健康或病理改变。

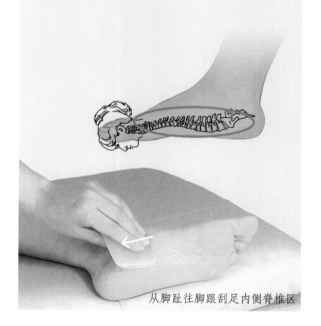

从脚趾往脚跟刮足内侧脊椎区

专家提示

应用什么样的刮痧手法诊断才能更准确？

应该用按压力大、速度慢的推刮法 1 毫米、1 毫米地缓慢刮拭，按压力一定要渗透到肌肉深部，在指背和第 3 掌骨处刮拭时，按压力应渗透到骨骼处，并且边刮拭边体会、比较刮痧板下的感觉就会发现各种阳性反应。

诊测心肺健康

◎ 诊测心肺健康方法1：刮拭手腕内关穴、大陵穴、太渊穴

刮拭手腕内关穴、大陵穴，刮拭部位光顺平坦，没有疼痛和出痧为正常。有疼痛感觉和出痧时，并且大鱼际颜色青暗，中指、小指末端有弯曲的现象，则提示心包经和心脏功能亚健康。刮拭手腕部太渊穴有疼痛和出痧，提示肺经和肺脏亚健康。

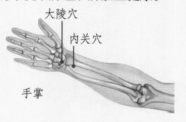

大陵穴
内关穴
手掌

从上往下刮内关穴

◎ 诊测心肺健康方法2：拍打肘窝

在肘窝处涂上刮痧油，用拍打法拍打肘窝，注意拍打力度由轻渐重，两次拍打中间要有间歇，拍打至没有新的痧出现时即可停止操作。

1. 拇指侧肘窝肺经出现中、重度痧象提示易感冒、气短、咳嗽或曾有肺部疾病。

2. 肘窝中间心包经出现中度或重度痧象提示易气短、心悸或有失眠、多梦。

3. 小指侧肘窝心经出现重度痧象提示心脏明显缺氧，应及早到医院做进一步检查治疗。

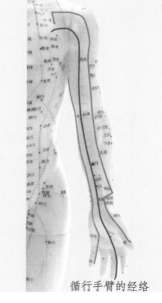

—— 手太阴肺经

—— 手厥阴心包经

—— 手少阴心经

循行手臂的经络

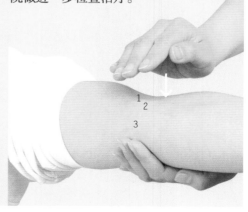

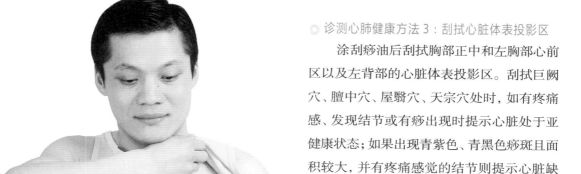

◎ 诊测心肺健康方法3：刮拭心脏体表投影区

涂刮痧油后刮拭胸部正中和左胸部心前区以及左背部的心脏体表投影区。刮拭巨阙穴、膻中穴、屋翳穴、天宗穴处时，如有疼痛感、发现结节或有痧出现时提示心脏处于亚健康状态；如果出现青紫色、青黑色痧斑且面积较大，并有疼痛感觉的结节则提示心脏缺氧明显，应及早去医院做进一步检查治疗。

●屋翳穴

●膻中穴

●巨阙穴

从上往下或往两边刮

心脏体表投影区：胸骨正中、左前胸部和左背部肩胛骨体表皮肤部位

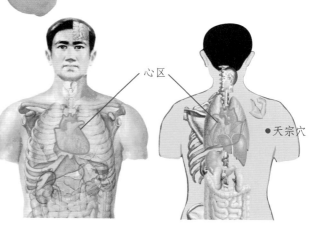

心区

●天宗穴

胸背部心脏体表投影区

专家提示

心的功能活动与生命质量和寿命密切相关。心系统功能正常，高级神经中枢功能良好，心脑血管、全身血液循环、血压则正常，面色红润。

心功能减弱，心脏亚健康可能出现失眠多梦、健忘、体倦、眩晕、心悸、气短、汗出、五心烦热、面色㿠白、舌糜疼痛，心脏疾病会出现神志异常、心脑血管供血不足、心胸憋闷、心前区痛，甚至危及生命。

刮痧预测心脏健康发展趋向，提前发现心脏亚健康，及早治疗是避免突发性心脏猝死最简便的好方法。

刮拭背部双侧心俞穴、肺俞穴，如果出现紫红色密集的痧斑，并有疼痛的感觉或发现结节，提示心经、肺经气血瘀滞，且时间较长；如心俞穴出现紫黑色痧斑、结节较大，疼痛非常明显，应警惕心脏病变，及早到医院进一步检查治疗。

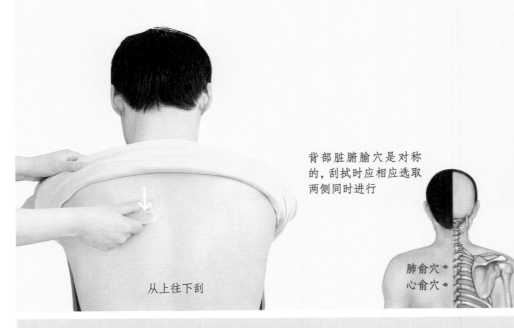

背部脏腑腧穴是对称的，刮拭时应相应选取两侧同时进行

从上往下刮

肺俞穴
心俞穴

【师带徒】

脏腑器官脊椎对应区的范围相当于与该脏腑器官相同水平段内的督脉、夹脊穴和膀胱经。靠近脏腑器官的体表区域称该脏腑器官的体表投影区。

专家提示

心脏的健康状况会在心经、心包经、背部心俞穴、各局部器官与心脏相对应的各全息穴区出现同步反应。刮拭这些部位，可以根据所出的痧象和阳性反应的规律判断心脏的健康状况。

经常胸闷、胸痛、心慌、心烦或头晕者会在以上经络穴位和全息穴区出痧或有阳性反应，可根据痧象种类和阳性反应的规律判断缺氧的轻重程度。经常刮拭以上部位，还能防微杜渐，有保健心脏、预防疾病的作用。

诊测大脑健康

在中指背第1、第2节部位涂刮痧油后，用推刮法仔细缓慢刮拭，刮拭部位光顺平坦为正常，感觉疼痛、凹凸或有沙砾、结节状物，或出现痧点，提示大脑疲劳或缺氧。

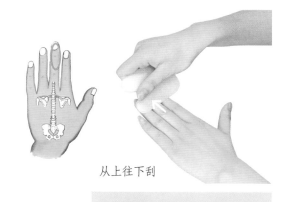

从上往下刮

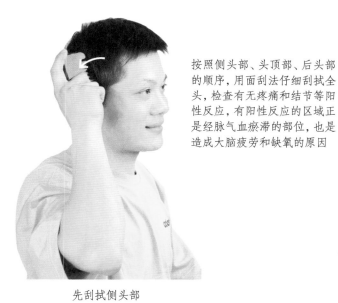

按照侧头部、头顶部、后头部的顺序，用面刮法仔细刮拭全头，检查有无疼痛和结节等阳性反应，有阳性反应的区域正是经脉气血瘀滞的部位，也是造成大脑疲劳和缺氧的原因

先刮拭侧头部

【师带徒】

经常刮拭全头和中指背对头部有保健作用，可以改善大脑缺氧，预防脑血管疾病，延缓大脑衰老。

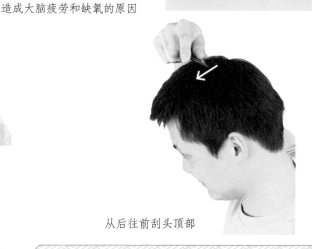

从后往前刮头顶部

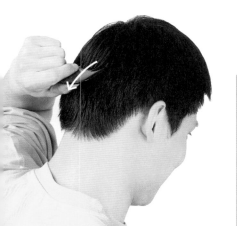

从上往下刮拭后头部

专家提示

为何刮手指可以查大脑？

手部是整体的缩影，手中指背第1、第2节对应人体头部大脑。当大脑疲劳、缺氧以及脑血管、脑神经功能失调时，相对应的各局部器官全息穴区都会出现不同程度的阳性反应。

诊测肾脏健康

◎ 诊测肾脏健康方法 1：刮拭足部太溪穴、涌泉穴

　　用推刮法刮拭足踝太溪穴，用单角刮法刮拭足底涌泉穴，有疼痛感觉时，则提示肾虚。手部小鱼际和足跟、足踝两侧是与肾脏对应的全息穴区，如这些部位形态不饱满、弹性减弱、颜色晦暗、欠光泽均提示不同程度的肾虚表现。

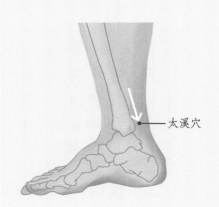

太溪穴

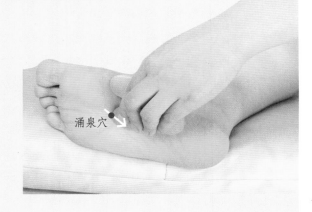

涌泉穴

◎ 诊测肾脏健康方法 2：刮拭背部肾俞穴、志室穴、命门穴

　　涂刮痧油后刮拭背部肾俞穴、志室穴、命门穴，如穴位处出现紫红色或青紫色密集的痧斑并有疼痛的感觉，或发现结节以及经穴周围肌肉僵硬、两侧肌肉张力不平衡均提示肾气不足。

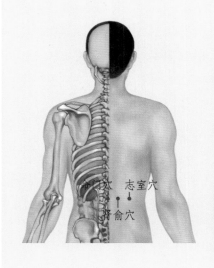

命门穴　志室穴

肾俞穴

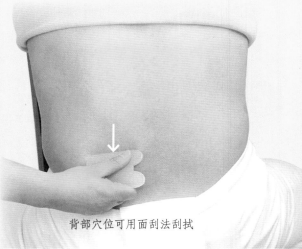

背部穴位可用面刮法刮拭

涂匀刮痧油，用拍打法拍打膝窝，拍打的范围应涵盖膝窝委阳穴、委中穴、阴谷穴三穴。

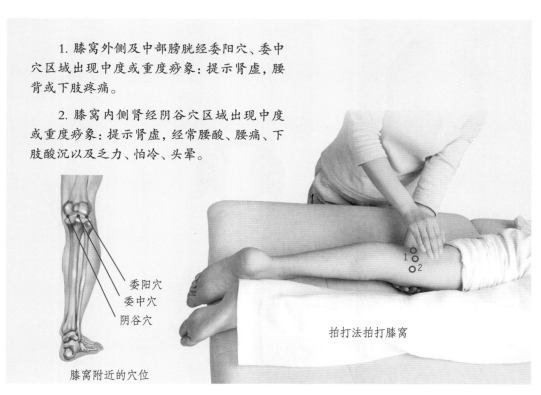

1. 膝窝外侧及中部膀胱经委阳穴、委中穴区域出现中度或重度痧象：提示肾虚，腰背或下肢疼痛。

2. 膝窝内侧肾经阴谷穴区域出现中度或重度痧象：提示肾虚，经常腰酸、腰痛、下肢酸沉以及乏力、怕冷、头晕。

委阳穴
委中穴
阴谷穴

膝窝附近的穴位

拍打法拍打膝窝

◎ 诊测肾脏健康方法 4：刮拭头部

用厉刮法刮拭头顶额顶带后 1/3、前头部额旁 3 带。这些部位均为头部肾脏对应区，如果在刮拭过程中此部位有明显疼痛或结节，则提示肾脏系统为亚健康状态。

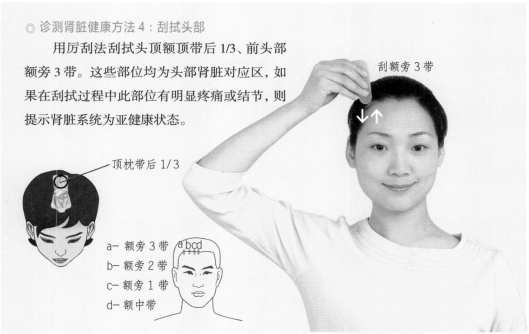

刮额旁 3 带

顶枕带后 1/3

a- 额旁 3 带
b- 额旁 2 带
c- 额旁 1 带
d- 额中带

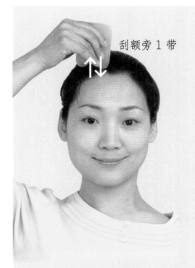

刮额旁 1 带

◎ 诊测其他脏腑健康方法 1：刮拭头部额旁 1、2、3 带和额顶带

用厉刮法刮拭头部双侧额旁 1、2、3 带和额顶带，刮拭部位光顺平坦为正常，疼痛、有结节等阳性反应时，则提示其对应的脏腑亚健康或有病变，可根据阳性反应诊断规律判断轻重程度。

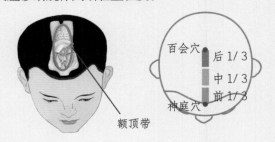

百会穴　后 1/3
中 1/3
前 1/3
神庭穴

额顶带

额旁 1 带

位于额中带外侧、目内眦直上入发际，自眉冲穴向下 1 寸，左右各旁开 0.25 寸的条带，对应心肺胸膈区。额旁 1 带反映心肺胸膈等上焦健康状况。

额顶带

是神庭穴至百会穴的连线，左右各旁开约 0.5 寸的条带，前 1/3 为胸区，对应胸部，反映上焦健康状况。中 1/3 为上腹区，对应上腹部，反映中焦肝胆脾胃健康状况。后 1/3 为下腹区，对应下腹部，反映下焦泌尿生殖系统健康状况。

额旁 2 带

位于额旁 1 带外侧，瞳孔直上入发际自头临泣穴向下 1 寸，左右各旁开 0.25 寸的条带，对应脾胃肝胆胰区，反映脾胃肝胆胰等中焦健康状况。

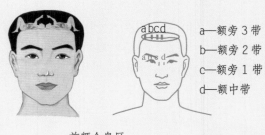

a—额旁 3 带
b—额旁 2 带
c—额旁 1 带
d—额中带

前额全息区

额旁 3 带

位于额旁 2 带外侧，目外眦直上入发际，自头维穴内侧 0.75 寸处向下 1 寸，左右各旁开约 0.25 寸的条带，对应泌尿生殖区、肠区，反映下腹部、肾、膀胱、泌尿生殖系统等下焦健康状况。

额中带

位于额部正中发际内，自神庭穴向下 1 寸处，左右各旁开 0.25 寸的条带，对应头面区。额中带反映头面部及口、鼻、舌、咽喉健康状况。

◎ 诊测其他脏腑健康方法2：刮拭全手掌

　　用推刮法刮拭手掌的各全息穴区，以及各手指指甲根部两侧处，刮拭部位光顺平坦为正常，如有疼痛或出痧，则其对应的部位属亚健康或有潜在病变。

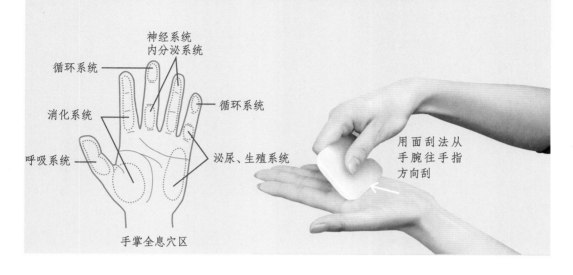

神经系统
内分泌系统
循环系统
消化系统
循环系统
呼吸系统
泌尿、生殖系统
手掌全息穴区
用面刮法从手腕往手指方向刮

◎ 诊测其他脏腑健康方法3：刮拭手部第2掌骨桡侧全息穴区

　　五指并拢，虎口朝向面部，拇指自然弯曲，用垂直按揉法依次按揉第2掌骨桡侧的各全息穴区。仔细查找，如发现疼痛敏感点，则提示其对应的部位属亚健康或有潜在病变，可根据阳性反应的诊断规律判断亚健康或病变的轻重程度。

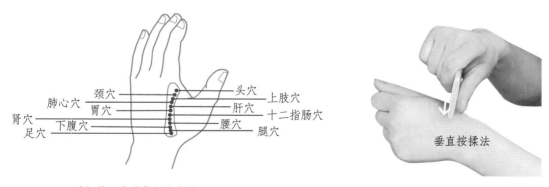

肺心穴　颈穴　头穴　上肢穴
肾穴　胃穴　肝穴　十二指肠穴
足穴　下腹穴　腰穴　腿穴
手部第2掌骨桡侧全息穴区
垂直按揉法

【师带徒】

　　刮拭第2掌骨桡侧时，左右两手都要检查、按压，哪一侧疼痛及阳性反应明显，则提示身体哪一侧脏腑器官病理变化明显。

◎ 诊测其他脏腑健康方法 4：
刮拭背部双侧膀胱经

　　在双侧膀胱经处涂刮痧油后用推刮法刮拭各脏腑腧穴，仔细体会刮拭部位的感觉：光顺平坦、无疼痛感觉为正常，有结节、肌肉紧张僵硬等阳性反应或出现轻重不同的痧斑时，则提示该穴位对应的脏腑属亚健康或有潜在病变，可根据痧象种类和阳性反应的规律判断亚健康的轻重程度。

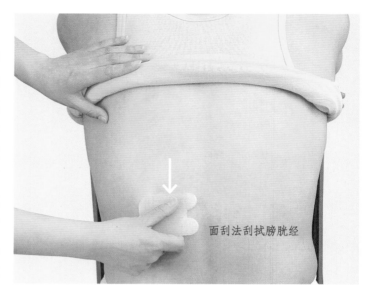

面刮法刮拭膀胱经

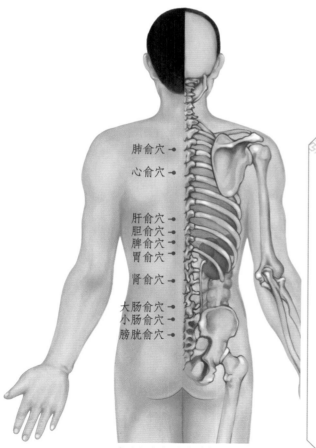

肺俞穴 →
心俞穴 →

肝俞穴 →
胆俞穴 →
脾俞穴 →
胃俞穴 →

肾俞穴 →

大肠俞穴 →
小肠俞穴 →
膀胱俞穴 →

膀胱经上与脏腑对应的穴位

专家提示

　　头部额旁 1、2、3 带，额顶带，手部第 2 掌骨桡侧，全手掌、足掌是脏腑器官的缩影，背部内侧膀胱经有五脏六腑的背腧穴，脏腑器官的轻微改变都会在这些部位对应的全息穴区或穴位有同步反映。刮拭这些部位出痧或有不同程度的阳性反应时，可以根据所出的痧象和阳性反应的规律判断亚健康或病变的轻重程度。经常刮拭以上部位，不但对脏腑有诊断作用，还能防微杜渐，有保健脏腑、预防疾病的作用。

刮拭足底的各全息穴区，用推刮法刮拭各部位光顺平坦为正常，有结节或有疼痛感时，则提示其对应的脏腑器官有亚健康或潜在病变。可根据阳性反应的规律判断轻重程度。如足掌皮肤干燥，可先涂少量美容刮痧乳再刮拭以保护皮肤。

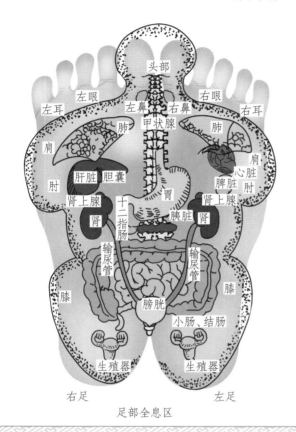

足部全息区

脚趾是头和五官的全息穴区，

脚底是脏腑的全息穴区。

大脚趾：头区；

二、三趾：眼区；

四、五趾：耳区；

大脚趾下脚掌骨上：咽喉区；

前脚掌其余四趾下：肺区；

左脚肺区左下方：心区；

右脚肺区右下方：肝胆区；

两脚心：肾区；

肾区旁边靠近脚内侧处：胃区；

胃区和肾区以下，依次是：肠区、膀胱区、生殖系统区。

专家提示

怎样确定亚健康的脏腑器官？

本章为每个脏腑器官提供多种刮痧诊断方法。当用一种刮痧方法发现有亚健康的征兆时，应再用另外的刮痧方法继续刮拭验证。当用 2~3 种或更多的刮痧方法刮拭后，均提示同一脏腑有痧象或阳性反应，即提示相应经脉或脏腑有亚健康的诊断结论。

出现轻度痧象和轻微阳性反应为轻度亚健康，可以刮痧治疗；出现中、重度痧象和明显伴有刺痛以及肌肉紧张、僵硬等阳性反应，为严重的亚健康，应去医院检查，及早明确诊断。

出痧迅速，痧色深而密集多为气滞血瘀的瘀证或热证、实证，刮痧治疗效果迅速。不易出痧，且阳性反应明显多为气血不足的虚证。

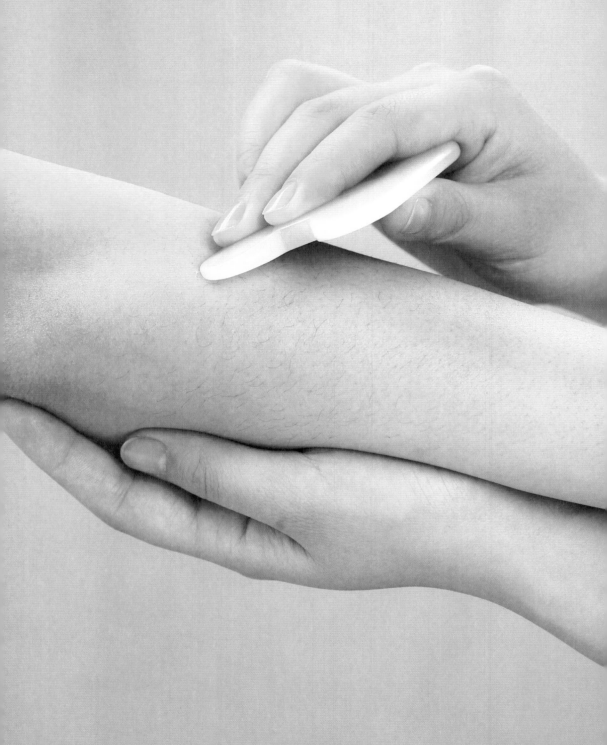

张秀勤刮痧精粹

第四章

刮痧防治常见病

随着生活方式的改变，各种慢性病，特别是心脑血管疾病、代谢性疾病、颈肩腰腿痛的发病率逐年上升，已经成为影响人们健康的主要因素。刮痧疗法能改善微循环，对血管、神经功能失调的病症，对疼痛性病症，对因血液瘀滞体内热毒较盛的病症症治疗效果尤其显著。为我们治疗常见病提供了一种有效的非药物疗法，不仅节约医疗费用，更能减少药物对身体的进一步损害，可谓一举多得。每种病症提供多种治疗方法，可交替选择刮拭。躯干、四肢部位若用涂刮痧油法刮拭，则每周刮拭一次，用不涂油法，可每天隔衣刮拭。

刮痧疗法以迅速出痧疏通经脉、活血化瘀为特点，因此在治疗慢性病时，同一病症凡是易于出痧者，属于中医热证、血瘀证、实证的范畴，皆疗效显著、迅速。对于不易出痧的气血不足之证，不可追求出痧速效解决，应改用补法刮拭，酌情配合按摩、艾灸等技法综合调补。

❧ 糖尿病 ❧

◎ 预防治疗方法 1：刮拭胰腺体表投影区

在胰腺体表投影区先涂匀刮痧油，用刮痧板的边缘以小于 15° 角的推刮法沿肋骨走向从内向外缓慢刮拭左胸胁部和左背部胰腺体表投影区。边刮拭边寻找疼痛点和沙砾、结节等阳性反应，并重点刮拭。

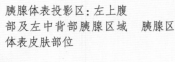

胰腺体表投影区：左上腹部及左中背部胰腺区域体表皮肤部位　　胰腺区

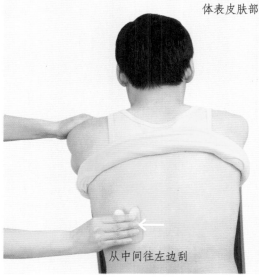

从中间往左边刮

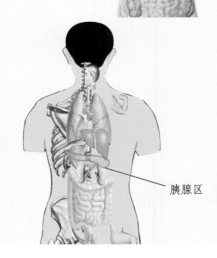

胰腺区

◎ 预防治疗方法 2：刮拭胰俞穴

在双侧胰俞穴涂刮痧油，用面刮法刮拭脊柱两侧的胰俞穴。

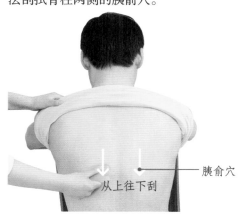

从上往下刮　　胰俞穴

专家提示

刮拭胰腺体表投影区可以直接改善胰腺功能，增强胰腺的内分泌和外分泌腺体的功能。

胰俞是对增强胰腺功能有特殊功效的经外奇穴。漏谷穴可以改善糖尿病食多而消瘦的症状。经常刮拭这些部位有利于增强和恢复胰腺的自我调节功能。阳池穴是三焦经的原穴，可治口干、口渴；足三里穴强健脾胃，可改善肌体代谢功能；糖尿病结节为治疗糖尿病的常用穴。

◎ 预防治疗方法 3：刮拭漏谷穴

在漏谷穴涂刮痧油，用面刮法刮拭双下肢的漏谷穴。

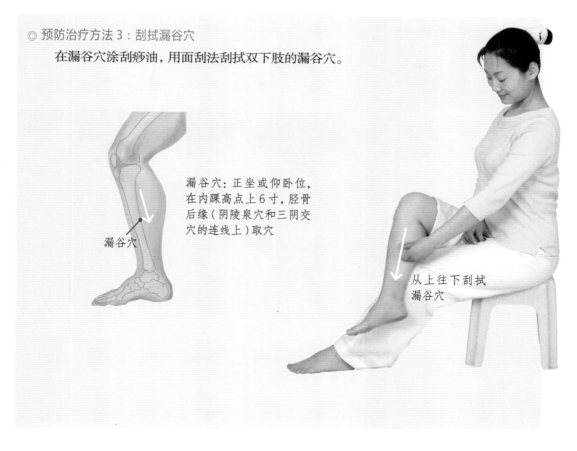

漏谷穴：正坐或仰卧位，在内踝高点上6寸，胫骨后缘（阴陵泉穴和三阴交穴的连线上）取穴

漏谷穴

从上往下刮拭漏谷穴

◎ 预防治疗方法 4：刮拭阳池穴

用平面按揉法按揉腕部阳池穴。

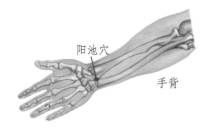

阳池穴

手背

◎ 预防治疗方法 5：刮拭下肢经穴

用平面按揉法或面刮法刮拭足三里穴、三阴交穴。并用推刮法刮拭下肢内侧糖尿病结节。

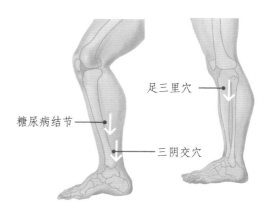

足三里穴

糖尿病结节

三阴交穴

专家提示

糖尿病患者常刮痧，管住嘴，迈开腿，按时服药可增强胰腺功能，避免并发症。

高血压（眩晕）

◎ 快速降压刮痧方法 1：刮拭耳部降压沟及头部百会穴

1. 刮拭耳背降压沟：用面刮法刮拭耳前部。用刮痧板边缘刮拭耳背，再用边缘垂直按压降压沟。

2. 刮拭头部百会穴及全头：先用刮痧板角部刮拭百会穴。再以百会穴为中心向四周放射性刮拭，每个部位刮拭30下。

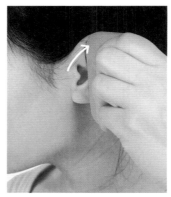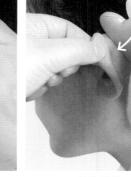

刮拭耳前部　　　　　　　刮拭耳背

◎ 快速降压刮痧方法 2：刮拭头部脊椎对应区、颈部血压点

1. 先在后颈部涂匀刮痧油，用面刮法在第 2 颈椎处从上向下刮拭至第 7 颈椎下。

2. 用刮痧板双角部刮拭第 2~7 颈椎两侧膀胱经部位。

3. 再用单角刮法刮拭风池穴，用面刮法刮拭颈部两侧的胆经和血压点。

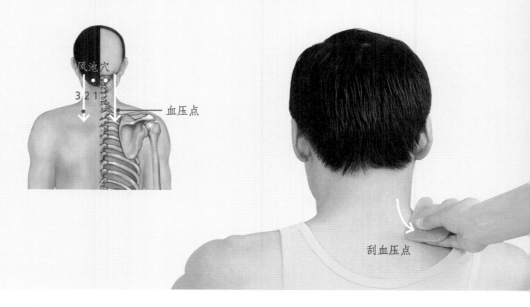

风池穴

血压点

刮血压点

◎ 高血压平时保健方法：刮拭头部和背部、四肢经穴

1. 每天早晨用刮痧梳以百会穴为中心，分别向前、向后，再从前向后刮拭侧头部各经穴20~30下。

2. 用面刮法从上向下刮拭背部膀胱经心俞穴、胆俞穴、肾俞穴；用面刮法从上向下刮拭上肢曲池穴，下肢外侧风市穴；用平面按揉法按揉足三里穴，足部双侧太溪穴；用垂直按揉法按揉太冲穴。以上部位每周用涂油刮痧法刮拭1次。

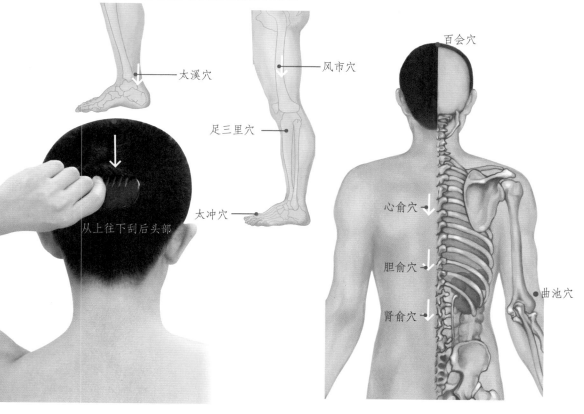

百会穴

太溪穴

风市穴

足三里穴

太冲穴

从上往下刮后头部

心俞穴

胆俞穴

肾俞穴

曲池穴

专家提示

　　中医将高血压归属为眩晕症的范畴。刮拭耳背降压沟可以降血压；血压点是有降压作用的经外奇穴；刮拭全头，疏通全头部的经脉以及颈部经脉，使头部及通往头部的经脉畅通，可以降低颅内压，迅速缓解高血压引起的头痛、头晕症状。头皮部位也是大脑的体表投影区，刮拭全头和血压点，可以调节血管的舒张和收缩功能而起到降低血压的作用。刮痧后症状缓解，仍要检测血压，不可自行停药。

高脂血症

◎ 刮痧方法 1：刮拭胸部、背部相关全息穴区

1. 用单角刮法从上向下刮拭胸部正中，用平刮法从内向外刮拭左胸部心脏体表投影区、左胁肋部脾脏体表投影区和右胁肋部肝脏体表投影区。

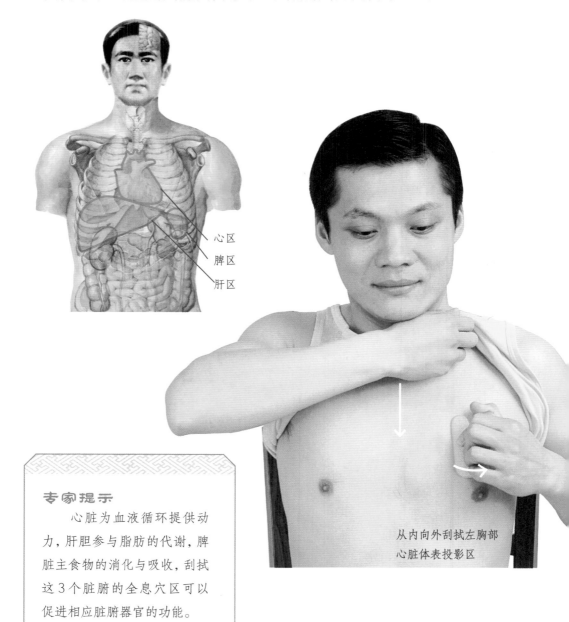

心区

脾区

肝区

从内向外刮拭左胸部
心脏体表投影区

专家提示
　　心脏为血液循环提供动力，肝胆参与脂肪的代谢，脾脏主食物的消化与吸收，刮拭这3个脏腑的全息穴区可以促进相应脏腑器官的功能。

2.再用平刮法从内向外刮拭左背部脾脏体表投影区、右背部肝脏体表投影区和胸部心脏体表投影区。

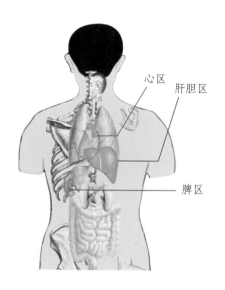

心区　肝胆区

脾区

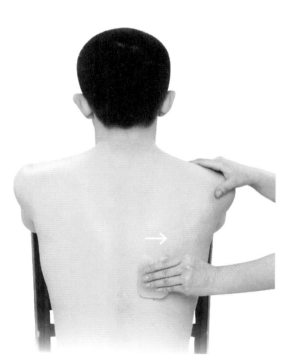

刮背部肝胆区

专家提示

　　高脂血症与肝胆、脾胃的失调有关。脾主运化，运化水谷和水湿；肝主疏泄，调畅气机。只有肝胆、脾胃的功能正常，食物才能化生为身体能够利用的精微物质。

　　高脂血症患者一定要减少油腻食物的摄入，增加运动量，经常刮痧，增强肌体自我调节功能，以降脂和保持血脉通畅。

◎ 刮痧方法2：定期刮拭背部督脉、膀胱经，腹部任脉相关经穴

1. 用按压力较大、速度慢的面刮法刮拭大椎穴。

2. 用面刮法刮拭背部双侧膀胱经的心俞穴、膈俞穴和肝俞穴、脾俞穴至三焦俞穴。

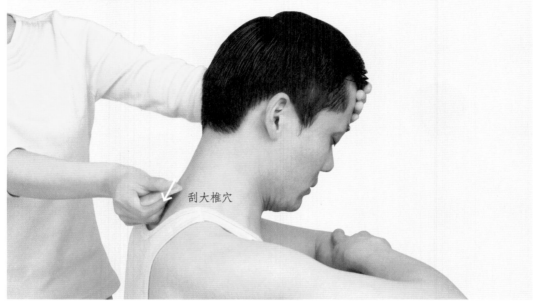

刮大椎穴

3. 用单角刮法刮拭胸部膻中穴至中庭穴。

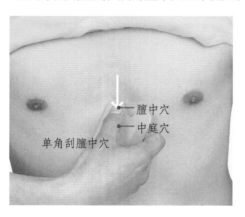

膻中穴
中庭穴
单角刮膻中穴

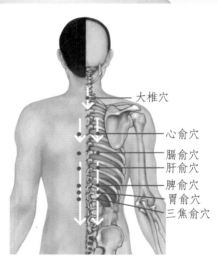

大椎穴
心俞穴
膈俞穴
肝俞穴
脾俞穴
胃俞穴
三焦俞穴

专家提示

　　高脂血症与体内阴阳失衡、气血失调、积热内蕴、血脉瘀滞有关，刮拭大椎穴可疏泄体内积热；刮拭心俞穴、膈俞穴可增强心脏功能；刮拭肝俞穴、脾俞穴、胃俞穴可健脾利湿，与三焦俞穴、膻中穴、中庭穴配伍，可促进体内血液、水分的代谢和运行。

◎ 刮痧方法 3：刮拭四肢相关经穴

1. 以面刮法刮拭上肢腕部郄门穴至内
关穴，肘部曲池穴。

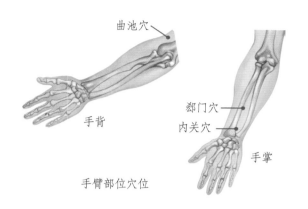

曲池穴

手背

郄门穴
内关穴
手掌

手臂部位穴位

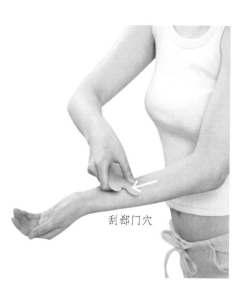

刮郄门穴

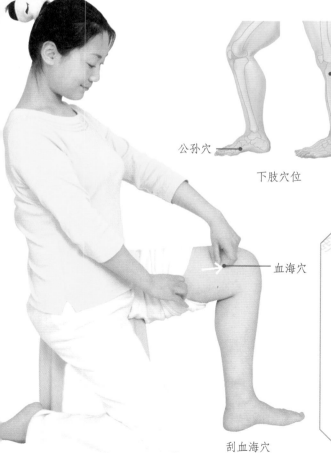

足三里穴
丰隆穴

公孙穴

下肢穴位

2. 用面刮法刮拭下肢
血海穴，用面刮法或平面
按揉法按揉足三里穴、公孙
穴、丰隆穴。

血海穴

专家提示

　　郄门穴至内关穴是心包经上经
穴，可理气活血。曲池穴是大肠经
的合穴，与胃经合穴足三里穴和胃
经络穴丰隆穴配合可调和气血，健
脾利湿，化痰清热。脾经上两要穴
血海穴、公孙穴，可通经活血。

刮血海穴

心悸、胸闷

◎ 快速改善心悸、胸闷

　　1. 刮拭心脏体表投影区。

　　用涂刮痧油法刮拭左胸背部心脏体表投影区，
用单角刮法从胸部正中缓慢向下刮拭至膻中穴。用
小于15°角的平刮法从内向外刮拭左前胸部。再用
面刮法从上向下刮拭左背部肩胛区。

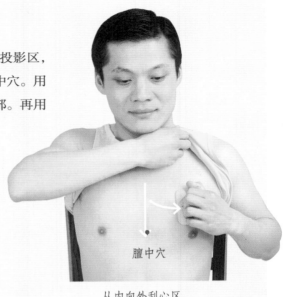

从内向外刮心区

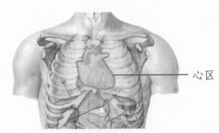

心区

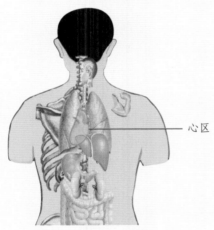

心区

　　2. 刮拭心俞穴、天宗穴、至阳穴。

　　用涂油刮痧法刮拭各经穴。用面刮法
从上向下刮拭至阳穴。用面刮法从上向下
刮拭背部两侧心俞穴。用面刮法从上向下
刮拭两侧天宗穴。

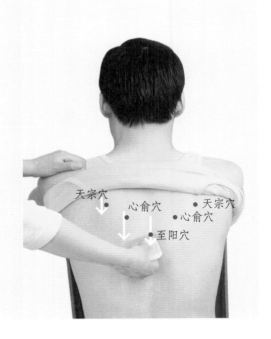

◎ 心动过速刮痧方法：按揉第 2 掌骨桡侧心区

　　用玉石刮痧板长边垂直按揉第 2 掌骨桡侧心穴。仔细在心区内寻找疼痛敏感点，重点按揉疼痛敏感点。

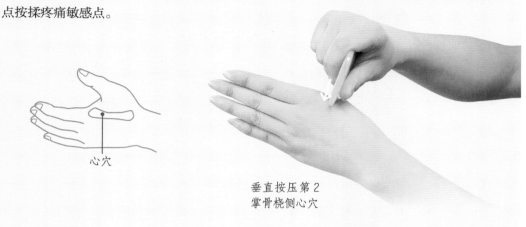

心穴

垂直按压第 2
掌骨桡侧心穴

◎ 心律不齐刮痧方法：刮拭背部、胸部、四肢相关经穴

　　用涂油刮痧法刮拭各经穴：用单角刮法刮拭膻中穴至巨阙穴。用面刮法先自上而下刮拭背部心俞穴、胆俞穴。以面刮法从上向下刮拭上肢曲泽穴、内关穴。垂直按揉足背太冲穴。

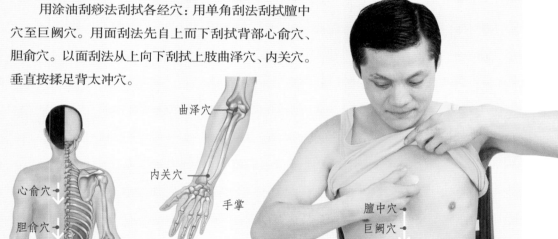

曲泽穴

内关穴

手掌

心俞穴

胆俞穴

膻中穴

巨阙穴

专家提示

　　心俞穴、至阳穴、天宗穴均可以直接或间接调节心脏的功能；第 2 掌骨桡侧心区是心脏的对应区，刮拭以上部位和心脏的体表投影区可以有效增强心脏的自我调节功能，缓解心悸、胸闷等症状。

　　心悸、胸闷的原因很多，经常发作者一定要去医院明确诊断。如果是冠心病引起的心悸、胸闷，在药物治疗的同时，可以用不涂油的方法每天刮拭上述部位。

感冒发热

◎ 刮痧方法 1：刮拭大椎穴、曲池穴

在颈部大椎穴处先涂匀刮痧油，用面刮法从上向下刮拭大椎穴。

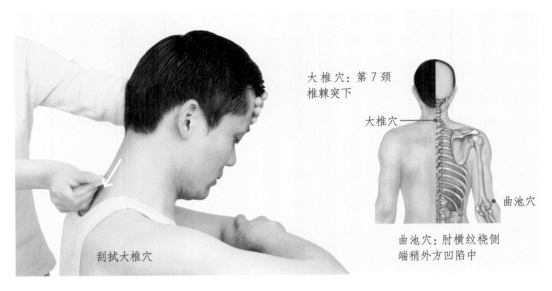

大椎穴：第 7 颈
椎棘突下

大椎穴———

曲池穴

曲池穴：肘横纹桡侧
端稍外方凹陷中

刮拭大椎穴

在上肢曲池穴处先涂匀刮痧油，用面刮法从
上向下刮拭双侧曲池穴。

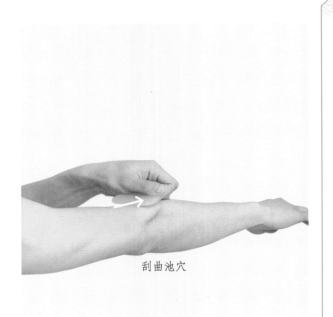

刮曲池穴

专家提示

感冒发热时，刮拭大椎穴和曲
池穴有泄热解毒的功效。刮拭肺俞
穴有利于宣肺解表。刮拭咽喉体表
投影区可以消炎解毒，快速缓解咽
喉肿痛。刮拭上述穴位和全息穴区
治疗感冒发热，如有痧排出，可以
迅速清热解表、退热。体质虚弱，
出痧较少者，退热速度缓慢。如因
感冒合并细菌或病毒感染而发热
者，在刮痧治疗的同时应在医师的
指导下酌情配合药物治疗。

◎ 刮痧方法 2：刮拭背部肺俞穴

在背部肺俞穴先涂匀刮痧油，用面刮法从上向下刮拭双侧肺俞穴。

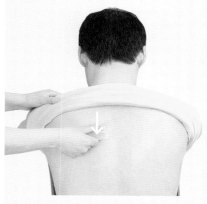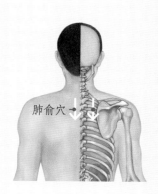

肺俞穴

刮肺俞穴

◎ 快速缓解咽喉肿痛：刮拭颈前部咽喉体表投影区

在颈前部咽喉体表投影区先涂匀刮痧油，用面刮法刮拭颈前部正中处，从廉泉穴缓慢向下刮拭，再用刮痧板角部刮拭颈前下部凹陷处，即天突穴的部位。用面刮法分别刮拭颈前两侧部位。颈前部皮肤娇嫩、敏感，颈部两侧又有大血管通过，因此刮拭时应速度缓慢，按压力因人而异。

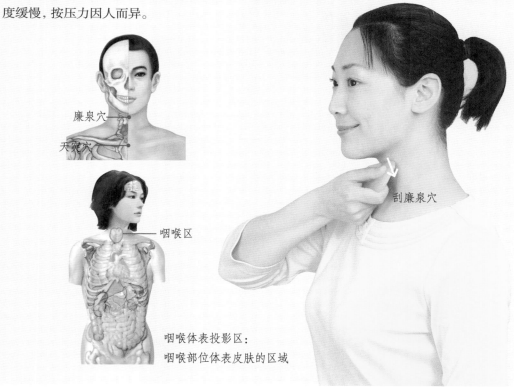

廉泉穴

天突穴

咽喉区

刮廉泉穴

咽喉体表投影区：
咽喉部位体表皮肤的区域

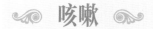 **咳嗽**

◎ 刮痧方法 1：刮拭咽喉、肺、气管体表投影区

　　1. 同 74 页刮痧方法 1，快速缓解咽喉肿痛刮拭部位与方法。

　　2. 在胸部正中气管体表投影区涂刮痧油，用单角刮法从上向下分段缓慢刮拭。

　　3. 在胸部两侧肺的体表投影区涂刮痧油，用刮痧板与皮肤的夹角小于 15° 角的推刮法从内向外分别缓慢刮拭两侧肺的体表投影区。

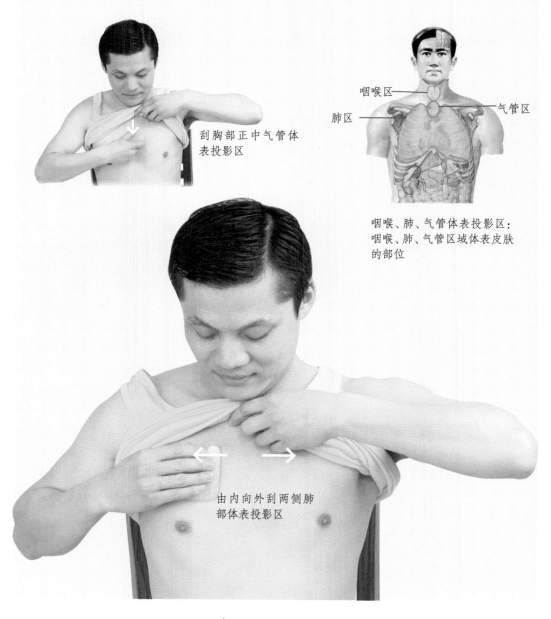

刮胸部正中气管体表投影区

咽喉区

气管区

肺区

咽喉、肺、气管体表投影区：咽喉、肺、气管区域体表皮肤的部位

由内向外刮两侧肺部体表投影区

◎ 刮痧方法 2：刮拭尺泽穴、列缺穴

在上肢尺泽穴、列缺穴涂刮痧油，用面刮法从上向下分别刮拭双上肢尺泽穴、列缺穴。

◎ 刮痧方法 3：刮拭风门穴至肺俞穴

在背部风门穴至肺俞穴处先涂匀刮痧油，用面刮法从上向下刮拭双侧风门穴至肺俞穴。

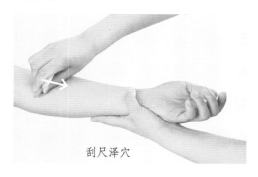

刮尺泽穴

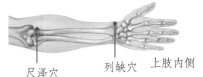

尺泽穴　　列缺穴　　上肢内侧

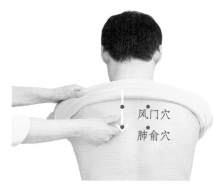

刮肺俞穴

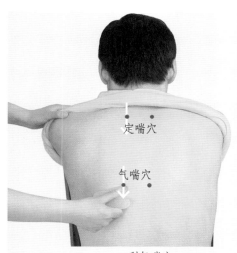

刮气喘穴

◎ 止咳定喘刮痧方法：刮拭定喘穴、气喘穴

在背部定喘穴、气喘穴处先涂匀刮痧油，用面刮法从上向下刮拭双侧定喘穴、气喘穴。

定喘穴：第 7 颈椎棘突下，旁开 0.5 寸

气喘穴：第 7 胸椎棘突下，旁开 2 寸

专家提示

尺泽穴、列缺穴为肺经俞穴，定喘穴、气喘穴是止咳平喘的经外奇穴，刮拭这些穴位和背部风门穴至肺俞穴以及咽喉、肺、气管体表投影区可以疏通肺经、宣通肺气，有止咳、化痰、定喘的功效。对细菌或病毒感染引起咳嗽的患者，在药物治疗的同时刮拭上述部位，可以帮助缓解症状，缩短病愈的时间。

胁痛（胆囊炎、胆结石）

◎ 刮痧方法 1：刮拭肝胆体表投影区

1. 俯卧位或侧卧位，在右背部肝脏体表投影区涂刮痧油，用刮痧板与皮肤的夹角小于15°的平刮法沿肋骨走向从内向外缓慢刮拭。

2. 仰卧位或坐位，在右侧胸腹部肝胆体表投影区涂刮痧油，用刮痧板与皮肤的夹角小于 15°的平刮法沿肋骨走向从内向外缓慢刮拭。

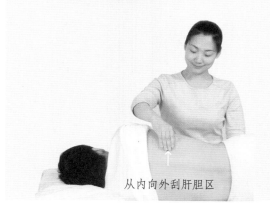

从内向外刮肝胆区

肝胆体表投影区：是右胸胁部和右背部肝胆区域体表皮肤的部位

肝区

◎ 刮痧方法 2：刮拭背部肝俞穴至胃俞穴

俯卧位或骑坐在有靠背的椅子上，在背部双侧肝俞穴至胃俞穴处涂刮痧油，用面刮法分别从上向下刮拭。

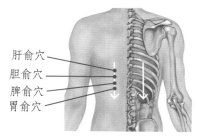

肝俞穴
胆俞穴
脾俞穴
胃俞穴

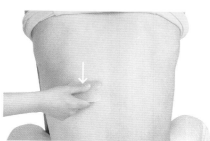

刮肝俞穴

◎ 刮痧方法 3：刮拭阳陵泉穴至胆囊穴

在胆囊穴处涂刮痧油，用面刮法从上向下刮拭双侧阳陵泉穴至胆囊穴。

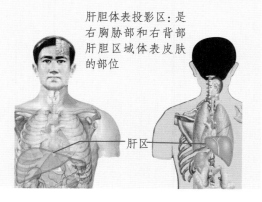

阳陵泉穴
胆囊穴

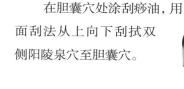

胆囊穴：小腿外侧，阳陵泉直下 2 寸

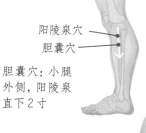

刮胆囊穴

呃逆

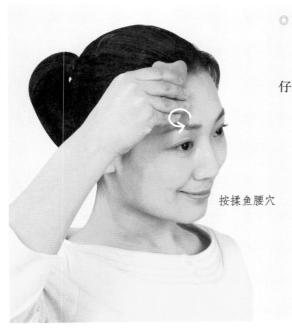

按揉鱼腰穴

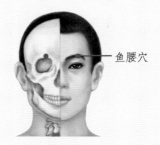

鱼腰穴

◎ 快速止呃逆方法 1：按揉鱼腰穴

    1. 用平面按揉法按揉眉中鱼腰穴。

    2. 将刮痧板的边缘放在眉中鱼腰穴上，仔细寻找疼痛点，用平面按揉法按揉疼痛点。

◎ 快速止呃逆方法 2：刮拭第 2 掌骨桡侧膈穴

    用垂直按揉法按揉第 2 掌骨桡侧膈穴。仔细在该范围内寻找疼痛敏感点，重点按揉疼痛敏感点。

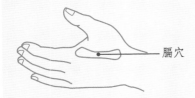

膈穴

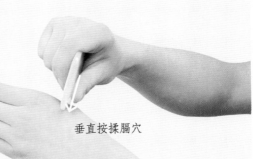

垂直按揉膈穴

专家提示

    膈肌痉挛导致呃逆。按揉鱼腰穴或按揉第 2 掌骨桡侧膈穴，新的疼痛敏感点引起的兴奋灶可以分散和转移注意力而迅速缓解呃逆，同时对穴位和全息穴区的刮拭刺激，可以通过经脉的传导调整膈肌运动，缓解呃逆。

    久呃不止者应去医院检查是否有消化系统器质性病变。

胃脘痛（胃炎）

◎ 刮痧方法 1：刮拭脾、胃、肝胆体表投影区和脊椎对应区

1. 用平刮法分别从胸部正中向两侧刮拭脾脏体表投影区、肝胆体表投影区。从上向下刮腹部胃的体表投影区。

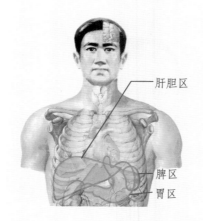

肝胆区

脾区
胃区

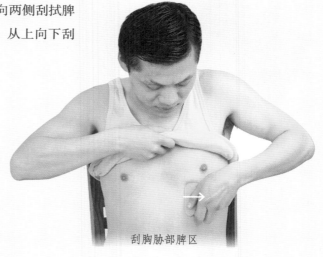

刮胸胁部脾区

2. 用平刮法分别从背部正中向两侧刮拭左背部脾脏体表投影区，右背部肝胆体表投影区。

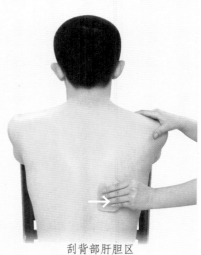

刮背部肝胆区

肝胆区

脾区

3. 用面刮法和双角刮法刮拭背部脾、胃、肝胆脊椎对应区（第 5 胸椎至第 1 腰椎及两侧 3 寸宽的范围）。

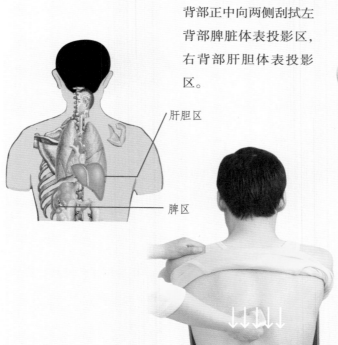

刮背部脾胃区

◎ 刮痧方法2：刮拭腹部、背部、四肢相关经穴

1.用面刮法从上向下刮拭背部膀胱经膈俞穴、肝俞穴、脾俞穴、胃俞穴。

2.用面刮法从上向下刮拭上脘穴、中脘穴。

3.用面刮法从上向下刮拭内关穴。

4.用面刮法从上向下刮拭足三里穴、三阴交穴、公孙穴，用垂直按揉法按揉太冲穴。

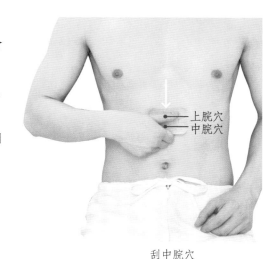

上脘穴
中脘穴

刮中脘穴

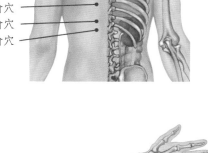

膈俞穴
肝俞穴
脾俞穴
胃俞穴

手掌

内关穴

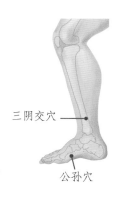

三阴交穴

公孙穴

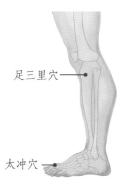

足三里穴

太冲穴

专家提示

　　胃脘痛以胃部炎症多见。胃炎与脾脏和肝脏功能失调有关，所以通过刮拭脾和肝胆的对应穴区，对脾脏、肝胆信息加以调整，可以起到强健脾胃的功能。上脘穴、中脘穴是调理胃脏功能的穴位；背部胃俞穴、脾俞穴、肝俞穴相配合，可以强健肝胆、脾胃，促进胃功能恢复正常；背部膈俞穴为血之海，可活血化瘀，有助于胃部气血的疏通；内关穴可宽胸解郁。

　　当出痧很少，又有食欲减退、喜热饮食者，属脾胃虚寒证，应采用补法刮痧，可隔衣刮拭上述部位，每天一次，配合艾灸腹部经穴效果更好。

⊸◈ 腹胀 ◈⊷

◎ 刮痧方法 1：全息刮痧快速缓解腹胀

　　1. 自上而下用面刮法刮拭上腹部胃体表投影区。

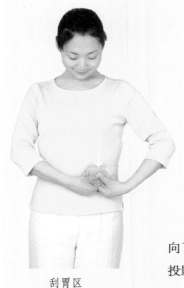

刮胃区

2. 用面刮法从上
向下刮拭大小肠体表
投影区。

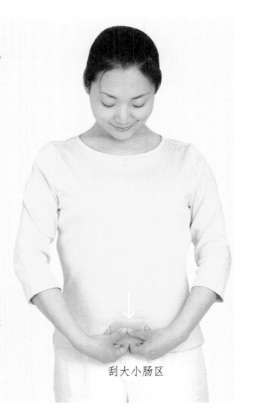

刮大小肠区

3. 用面刮法和双角刮法刮拭背
部胃肠脊椎对应区（第 6 胸椎至第
3 骶椎及两侧 3 寸宽的范围）。

胃区

肠区

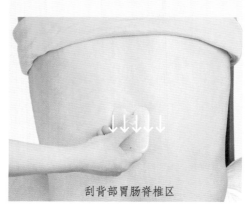

刮背部胃肠脊椎区

◎ 刮痧方法 2：平时刮拭腹部、背部、四肢相关经穴

1. 以面刮法，分 2~3 段从上向下刮拭背部督脉至阳穴至悬枢穴，再以同样方法刮拭肝俞穴至胃俞穴段和大肠俞穴至小肠俞穴段。

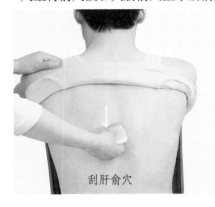

刮肝俞穴

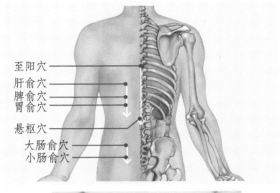

至阳穴
肝俞穴
脾俞穴
胃俞穴
悬枢穴
大肠俞穴
小肠俞穴

2. 用面刮法刮拭腹部上脘穴至下脘穴段、天枢穴、气海穴。

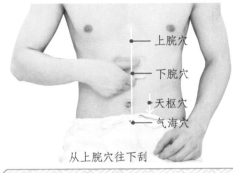

上脘穴
下脘穴
天枢穴
气海穴

从上脘穴往下刮

3. 用平面按揉法按揉足三里穴，用垂直按揉法按揉太冲穴。

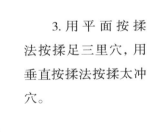

足三里穴

平面按揉足三里穴　太冲穴

专家提示

因消化不良、饮食停滞引起腹胀时，刮拭胃肠体表投影区和背部脊椎对应区，可以促进胃肠蠕动，直接帮助饮食消化，缓解腹胀。至阳穴至悬枢穴诸穴、上脘穴至下脘穴诸穴为肠胃近端穴，肝俞穴至胃俞穴、大肠俞穴至小肠俞穴是胃肠及相关脏腑的背俞穴，刮拭这些穴位可调理肠胃不适；刮拭气海穴可调理全身气机；天枢穴主治脏腑不适；足三里穴是调理肠胃功能的重要穴位；太冲穴是肝经的原穴，可舒肝养胃。

注意：久治不愈、严重的腹胀要警惕内脏器质性病变。

腹泻

◎ 刮痧方法1：刮拭腹部、背部胃肠的全息穴区

1. 用面刮法从上向下刮拭腹部胃肠体表投影区。

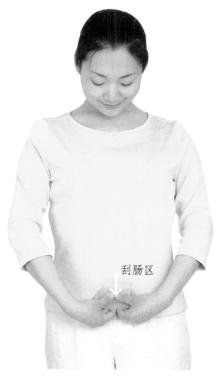

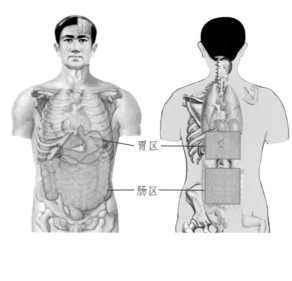

胃区

肠区

刮肠区

2. 用面刮法和双角刮法从上向下刮拭脾脏和大小肠的脊椎对应区（第10胸椎至第3骶椎及两侧3寸宽的范围）。

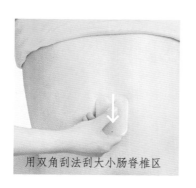

用双角刮法刮大小肠脊椎区

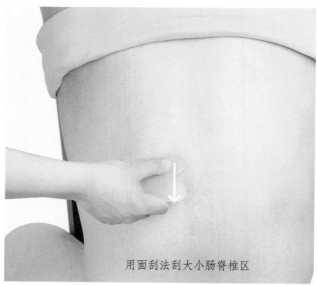

用面刮法刮大小肠脊椎区

1. 用面刮法从上向下刮拭背部脾俞穴至大肠俞穴。

2. 再以同样方法刮拭腹部中脘穴至气海穴、双侧天枢穴。

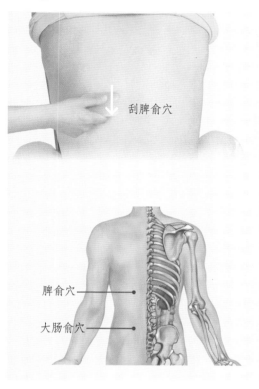

刮脾俞穴

脾俞穴

大肠俞穴

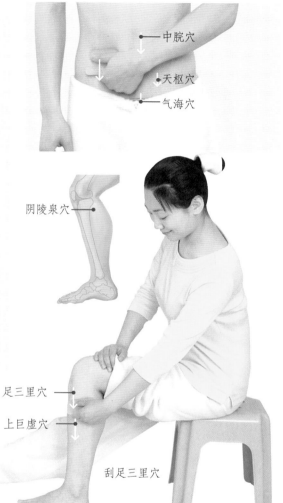

中脘穴

天枢穴

气海穴

阴陵泉穴

3. 用面刮法从上向下刮拭足三里穴至上巨虚穴，再用平面按揉法按揉双侧阴陵泉穴，足部公孙穴。

公孙穴

足三里穴

上巨虚穴

刮足三里穴

专家提示

　　刮拭肠、胃的体表投影区和脊椎对应区可以间接调节肠、胃功能，改善腹泻症状。脾俞穴至大肠俞穴、中脘穴至气海穴对胃肠有调理作用。天枢穴主治大肠功能失调；足三里穴是胃的下合穴，上巨虚穴是大肠的下合穴，二者对调整肠胃有特殊作用。刮拭阴陵泉穴、公孙穴是通过增强脾脏功能而调补肠胃。

　　上述刮痧部位适合脾胃气虚、消化不良引起的腹泻。当刮拭出痧很少时，应用补法刮拭，腹部和下肢经穴可每天按揉一次。急性感染性腹泻要配合药物，综合治疗。

∽ 便秘 ∽

◎ 自我治疗便秘 1：按揉迎香穴，刮拭手部食指、小指

　　用平面按揉法分别按揉鼻两侧迎香穴。用刮痧板的凹槽分别刮拭食指、小指，从指根部刮至指尖，重点刮拭指甲根部两侧。

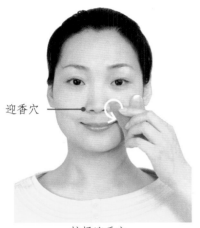

迎香穴

按揉迎香穴

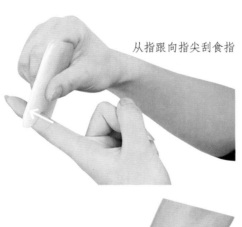

从指跟向指尖刮食指

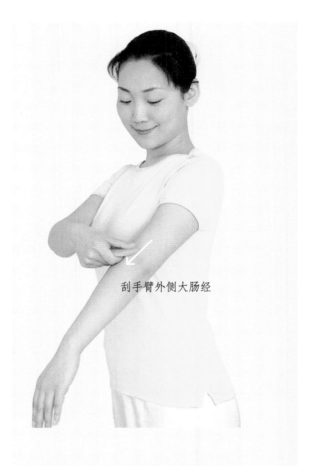

刮手臂外侧大肠经

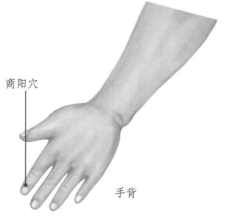

商阳穴

手背

◎ 自我治疗便秘 2：刮拭上肢大肠经

　　经常用面刮法从大肠经肩上部开始分段向下刮至食指指甲根部外侧的商阳穴。可以隔衣刮拭，也可以直接在皮肤上刮拭，刮拭时间短时可以不涂刮痧油。注意寻找疼痛点和有结节的部位，在疼痛点和有结节的部位涂匀刮痧油，重点刮拭。

◎ 自我治疗便秘 3：每天刮拭腹部大、小肠体表投影区

　　每天用面刮法从上向下刮拭脐周大小肠体表投影区。注意刮拭按压力要大，速度慢，刮至腹部微热效果好。

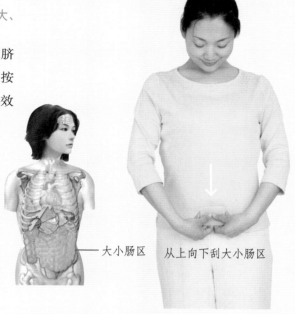

大小肠区

从上向下刮大小肠区

◎ 自我治疗便秘 4：刮拭四肢经穴

　　用平面按揉法按揉上肢三焦经支沟穴。用涂刮痧油法刮拭下肢足三里穴至上巨虚穴。或每天用平面按揉法按揉足三里穴。

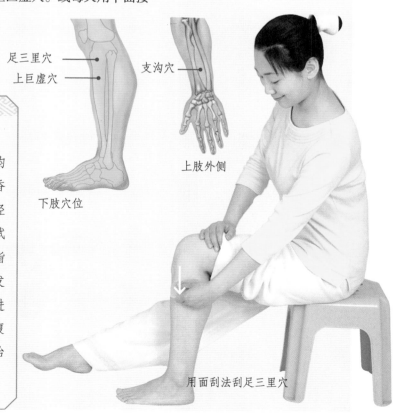

足三里穴

上巨虚穴

支沟穴

上肢外侧

下肢穴位

用面刮法刮足三里穴

专家提示

　　足三里穴、上巨虚穴均为足阳明胃经的俞穴；迎香穴、食指、小指分别是大肠经和小肠经循行的部位。刮拭胃经俞穴，上肢大肠经，手指大、小肠经循行的部位，激发经脉的传导功能而间接促进肠道蠕动，促进消化；刮拭腹部大小肠的体表投影区可治疗便秘。

牙痛

◎ 刮痧方法 1：刮拭面部下关穴、大迎穴和颊车穴

　　1. 在面部下关穴、颊车穴至大迎穴处涂美容刮痧乳。

　　2. 用平面按揉法按揉下关穴、大迎穴和颊车穴。

　　3. 刮痧板与皮肤的夹角小于 15°，从大迎穴向上推刮至颊车穴和下关穴。

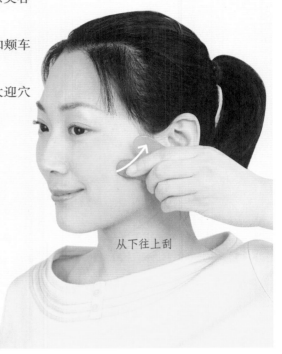

从下往上刮

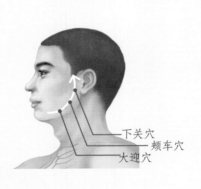

下关穴
颊车穴
大迎穴

◎ 刮痧方法 2：刮拭顶颞前、后斜带下 1/3

　　不需涂抹刮痧油，用厉刮法刮拭顶颞前、后斜带下 1/3，寻找疼痛敏感点并重点刮拭，刮至微微发红或感觉发热即可。

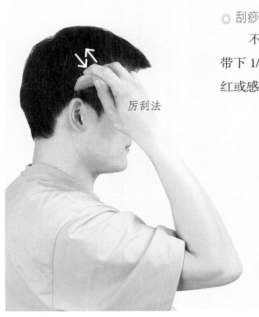

厉刮法

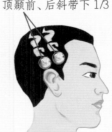

顶颞前、后斜带下 1/3

◎ 刮痧方法3：刮拭上肢合谷穴至二间穴

    1.在上肢合谷穴至二间穴处涂刮痧油，用平面按揉法按揉双侧上肢合谷穴。

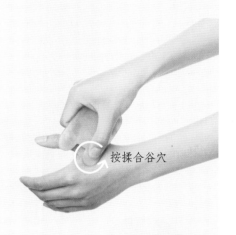

按揉合谷穴

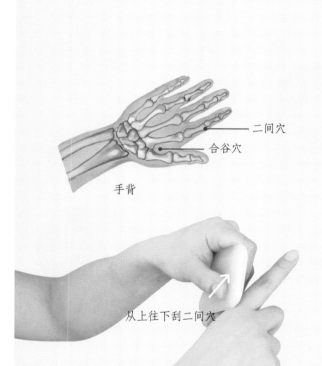

二间穴

合谷穴

手背

    2. 用面刮法从上向下分别刮拭双上肢合谷穴至二间穴。

从上往下刮二间穴

鼻窦炎

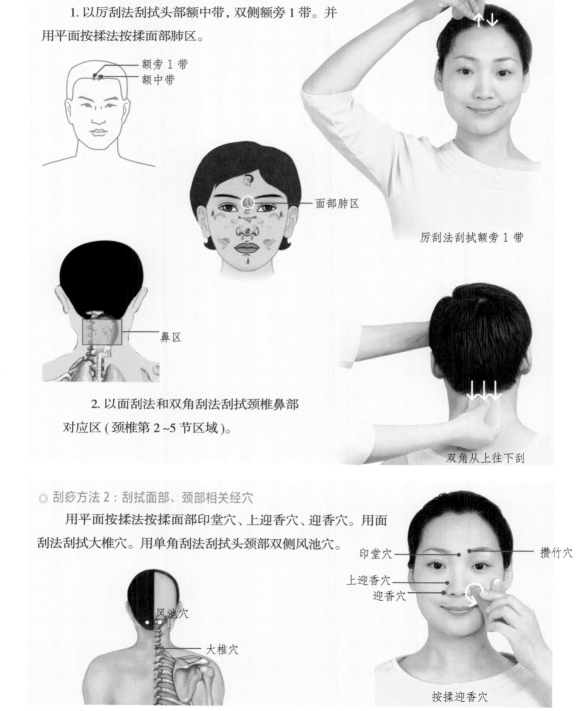

◎ 刮痧方法1：刮拭头部、颈部相关全息穴区

1. 以厉刮法刮拭头部额中带，双侧额旁1带。并用平面按揉法按揉面部肺区。

额旁1带
额中带

面部肺区

鼻区

厉刮法刮拭额旁1带

双角从上往下刮

2. 以面刮法和双角刮法刮拭颈椎鼻部对应区（颈椎第2~5节区域）。

◎ 刮痧方法2：刮拭面部、颈部相关经穴

用平面按揉法按揉面部印堂穴、上迎香穴、迎香穴。用面刮法刮拭大椎穴。用单角刮法刮拭头颈部双侧风池穴。

风池穴
大椎穴

印堂穴
上迎香穴
迎香穴
攒竹穴

按揉迎香穴

◎ 刮痧方法3：刮拭背部、四肢相关经穴

　　1. 以面刮法刮拭背部双侧肺俞穴至胆俞穴。

　　2. 用面刮法刮拭上肢列缺穴至太渊穴，用平面按揉法按揉手背合谷穴。

　　3. 以面刮法从阴陵泉穴刮至三阴交穴。

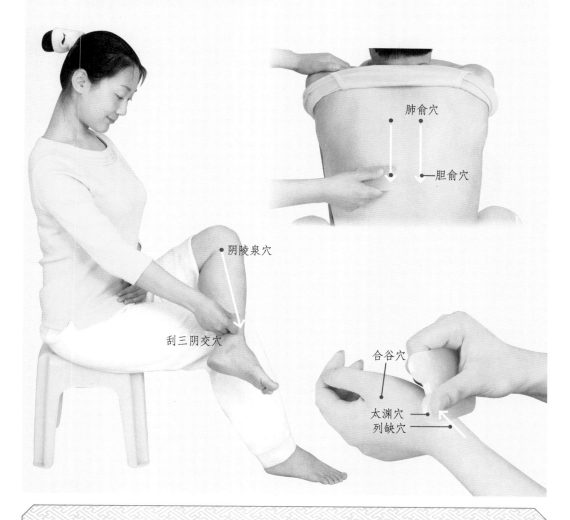

肺俞穴

胆俞穴

阴陵泉穴

刮三阴交穴

合谷穴

太渊穴

列缺穴

专家提示

　　额中带是头面部穴区，可以治疗包括鼻子在内的头面部疾病；面部肺区及双侧额旁1带是肺脏穴区，可以理气宣肺，对治疗鼻窦炎有利；刮拭颈椎鼻部对应区可间接治疗鼻部疾病。印堂穴、迎香穴、上迎香穴、攒竹穴可通经活络而利鼻窍。大椎穴、肺俞穴、风池穴可疏风解表。胆俞穴平肝利胆、疏热泄阳，合谷穴疏风解表，列缺穴、太渊穴宣肺理气，阴陵泉穴、三阴交穴通经活络。

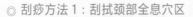

咽喉肿痛

◎ 刮痧方法 1：刮拭颈部全息穴区

　　1. 用面刮法刮拭颈前咽喉体表投影区，即颈部正中处，从廉泉穴缓慢向下刮拭，再用刮痧板角部缓慢轻刮颈前下部凹陷处，即天突穴的部位。再用面刮法刮拭喉结两侧部位。

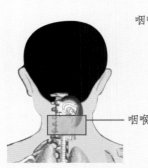

咽喉区

咽喉区

廉泉穴

天突穴

刮廉泉穴

　　2. 用面刮法和双角刮法刮拭颈椎咽喉对应区（颈椎第 4 ~ 6 节脊椎及两侧各 3 寸宽的范围）。

◎ 刮痧方法 2：刮拭颈背部相关经穴

　　1. 以单角法刮拭后头部双侧风池穴。

　　2. 以面刮法从上向下刮拭背部大椎穴和双侧膀胱经风门穴至肺俞穴。

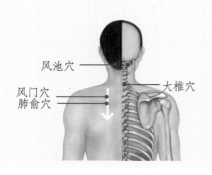

风池穴

风门穴
肺俞穴

大椎穴

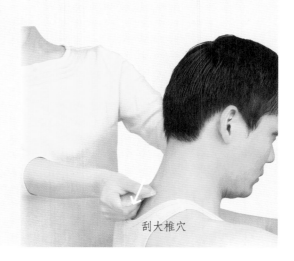

刮大椎穴

◎ 刮痧方法3：刮拭四肢相关经穴

1. 以面刮法刮拭上肢尺泽穴、曲池穴、列缺穴，用平面按揉法按揉手背合谷穴。

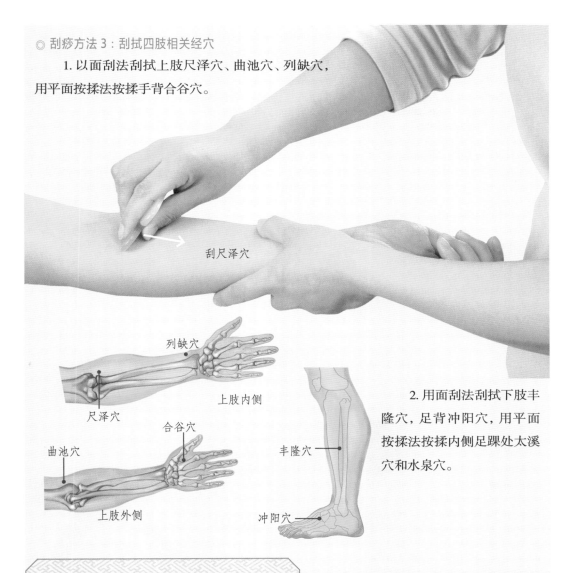

刮尺泽穴

列缺穴

尺泽穴

上肢内侧

曲池穴

合谷穴

上肢外侧

丰隆穴

冲阳穴

2. 用面刮法刮拭下肢丰隆穴，足背冲阳穴，用平面按揉法按揉内侧足踝处太溪穴和水泉穴。

专家提示

刮拭咽喉体表投影区可快速改善咽喉部位血液循环，消炎解毒。刮拭咽喉脊椎对应区也可改善咽喉局部炎症反应。风池穴、大椎穴清热疏风解表；风门穴和肺俞穴均为祛风宣肺、清热消肿常用穴。曲池穴、合谷穴疏风解表，清咽止痛；尺泽穴、列缺穴、太溪穴、水泉穴，可滋阴降火；丰隆穴、冲阳穴，泻热涤痰。

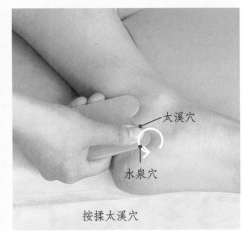

太溪穴

水泉穴

按揉太溪穴

痛经

◎ 快速缓解痛经方法1：按揉第2掌骨桡侧下腹穴

　　用垂直按揉法按揉第2掌骨桡侧下腹穴。仔细在下腹区范围内寻找疼痛敏感点，重点按揉疼痛敏感点。

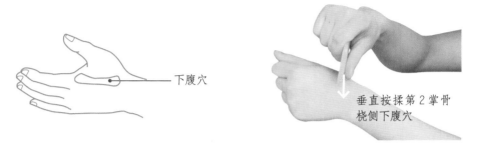

下腹穴

垂直按揉第2掌骨桡侧下腹穴

◎ 快速缓解痛经方法2：刮拭头部额旁2带、额旁3带、额顶带后1/3

　　不需涂抹刮痧油，用厉刮法依次刮拭头部双侧额旁2带、额旁3带、额顶带后1/3，并在这些穴区内寻找疼痛敏感点，做重点刮拭，刮至微微发红或感觉微热即可。头发量少，皮肤薄者可涂少量刮痧油。

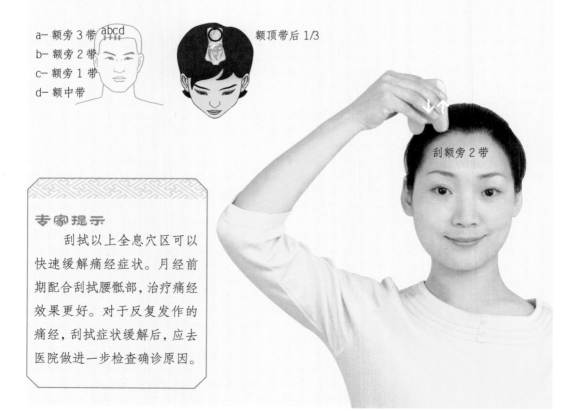

a- 额旁3带
b- 额旁2带
c- 额旁1带
d- 额中带

额顶带后1/3

刮额旁2带

专家提示

　　刮拭以上全息穴区可以快速缓解痛经症状。月经前期配合刮拭腰骶部，治疗痛经效果更好。对于反复发作的痛经，刮拭症状缓解后，应去医院做进一步检查确诊原因。

◎ 快速缓解痛经方法 3：刮拭子宫、卵巢的脊椎对应区

    1.在腰骶部子宫、卵巢的脊椎对应区（第 2～4 骶椎及两侧 3 寸宽的范围）先涂匀刮痧油，用面刮法从上向下刮拭腰骶椎中间部位。

    2.用面刮法和双角刮法从上向下分别刮拭两侧同水平段的膀胱经部位。

    注意：此部位不宜在月经期刮拭，应在月经期之前刮拭此部位，可以有效预防和减轻痛经的症状。

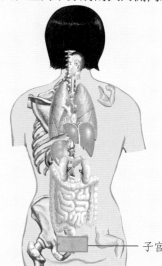

子宫、卵巢区

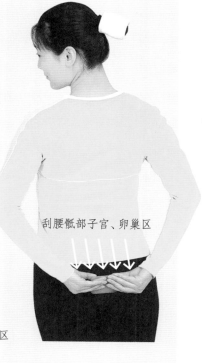

刮腰骶部子宫、卵巢区

◎ 快速缓解痛经方法 4：刮拭足底足跟部及足跟内外侧生殖器官区

    1.用面刮法刮拭足底生殖器官穴区，刮至有微热感即可。

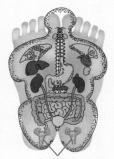

生殖器区

    2.用平面按揉法按揉足跟内、外侧生殖器官穴区。

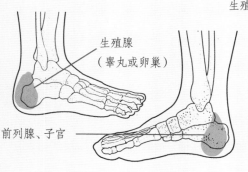

生殖腺
（睾丸或卵巢）

前列腺、子宫

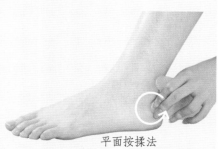

平面按揉法

月经不调

◎ 刮痧方法 1：刮拭头部全息穴区

先以厉刮法刮拭双侧额旁 3 带，再以同样手法刮拭
额顶带后 1/3 段。

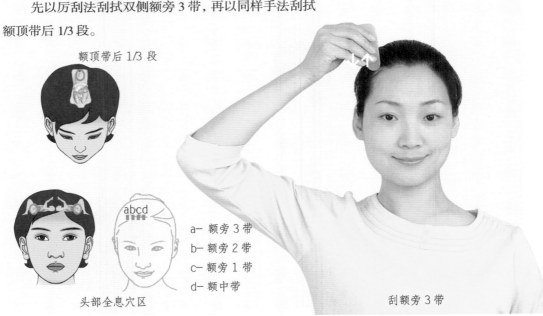

额顶带后 1/3 段

a— 额旁 3 带
b— 额旁 2 带
c— 额旁 1 带
d— 额中带

头部全息穴区

刮额旁 3 带

◎ 刮痧方法 2：刮拭手掌及足底、足跟内外侧生殖器官区

平面按揉手掌和足底及足侧生殖器官全息穴区。

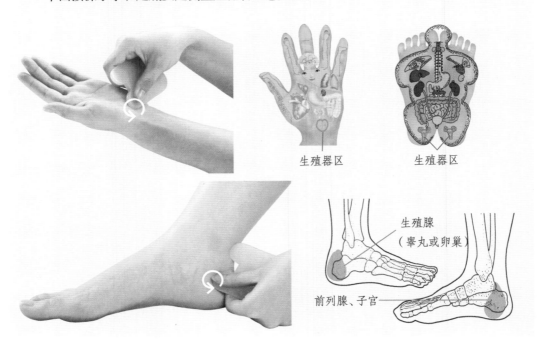

生殖器区

生殖器区

生殖腺
（睾丸或卵巢）

前列腺、子宫

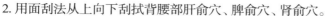

◎ 刮痧方法 3：刮拭腹部、背部经穴

    1.可隔衣或涂刮痧油以面刮法自上而下刮拭下腹部气海穴至关元穴、归来穴。

    2.用面刮法从上向下刮拭背腰部肝俞穴、脾俞穴、肾俞穴。

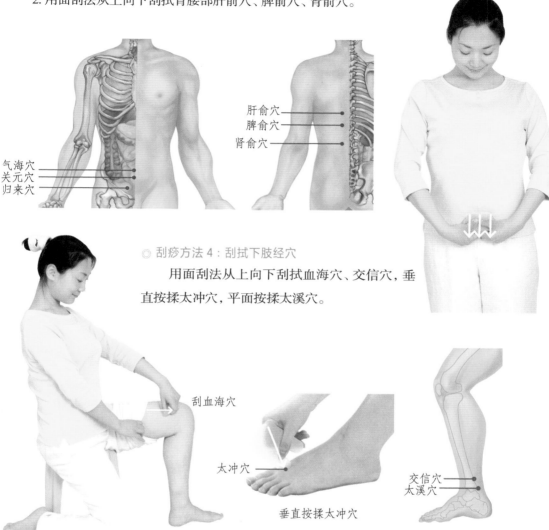

肝俞穴
脾俞穴
肾俞穴

气海穴
关元穴
归来穴

◎ 刮痧方法 4：刮拭下肢经穴

    用面刮法从上向下刮拭血海穴、交信穴，垂直按揉太冲穴，平面按揉太溪穴。

刮血海穴

太冲穴

垂直按揉太冲穴

交信穴
太溪穴

专家提示

    刮拭额旁 3 带和额顶带后 1/3 段，可治疗包括月经不调在内的下焦病症。足跟内外侧是腰骶部生殖器官全息穴区，与手掌和足底的生殖器官全息穴区同时刮拭，可调节生殖器官功能，间接治疗生殖器官疾病。月经不调有虚实之分，对于刮拭出痧很少的气血不足的虚证，必须配合药物治疗。

盆腔炎（带下病）

◎ 刮痧方法 1：刮拭头部额旁 3 带、额顶带后 1/3 段

　　用厉刮法刮拭头部双侧额旁 3 带、额顶带后 1/3 段，并在这些穴区内寻找疼痛敏感点，做重点刮拭。

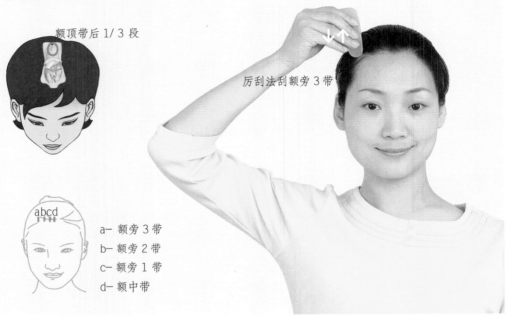

额顶带后 1/3 段

厉刮法刮额旁 3 带

abcd

a— 额旁 3 带

b— 额旁 2 带

c— 额旁 1 带

d— 额中带

◎ 刮痧方法 2：刮拭足底足跟部及足跟内外侧生殖器官区

　　用面刮法或平面按揉法刮拭足底生殖器官穴区，足侧前列腺、子宫区刮至有微热感即可，对疼痛敏感处做重点刮拭。

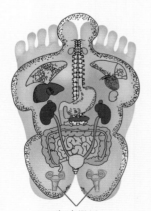

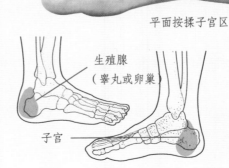

平面按揉子宫区

生殖腺
（睾丸或卵巢）

生殖器区

子宫

◎ 刮痧方法 3：刮拭背部膀胱经，腹部任脉、胆经腧穴

1. 用面刮法自上而下刮拭背部双侧脾俞穴至肾俞穴、次髎穴至下髎穴、白环俞穴。

2. 用面刮法自上而下刮拭腹部任脉气海穴至关元穴（具体位置见 83 页），双侧带脉穴。

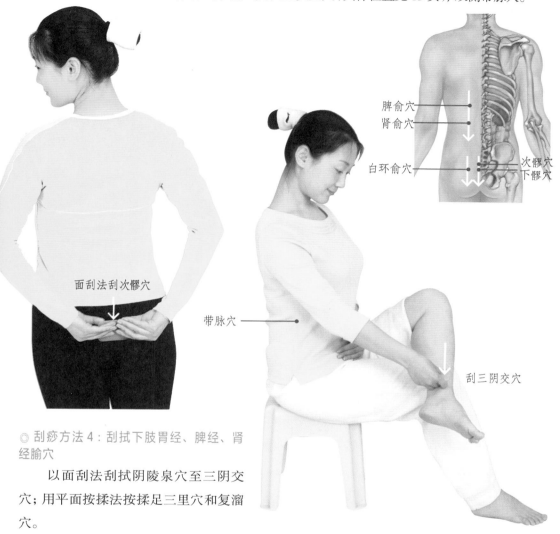

脾俞穴
肾俞穴
白环俞穴
次髎穴
下髎穴

面刮法刮次髎穴

带脉穴

刮三阴交穴

◎ 刮痧方法 4：刮拭下肢胃经、脾经、肾经腧穴

以面刮法刮拭阴陵泉穴至三阴交穴；用平面按揉法按揉足三里穴和复溜穴。

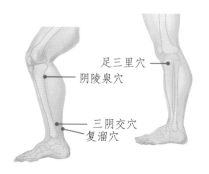

足三里穴
阴陵泉穴
三阴交穴
复溜穴

专家提示

复溜穴配足三里穴可滋肾去湿；阴陵泉穴至三阴交穴利水化湿，刮拭这几个穴位有助于治疗内湿较重导致的带下病。

带下症者腹部、腰部经穴可配合拔罐治疗。久治不愈者应检查确诊、综合治疗。

更年期综合征

◎ 刮痧方法 1：刮拭头部额旁 3 带、额顶带后 1/3 段

　　用厉刮法刮拭头部双侧额旁 3 带、额顶带后 1/3 段，并在这些穴区内寻找疼痛敏感点，做重点刮拭。

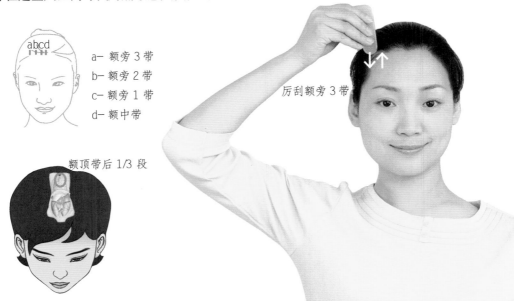

a— 额旁 3 带
b— 额旁 2 带
c— 额旁 1 带
d— 额中带

额顶带后 1/3 段

厉刮额旁 3 带

◎ 刮痧方法 2：刮拭足底足跟部及足跟内外侧生殖器官区

　　用面刮法刮拭足底生殖器区，足侧前列腺、子宫区刮至有微热感即可，对疼痛敏感点做重点按揉。

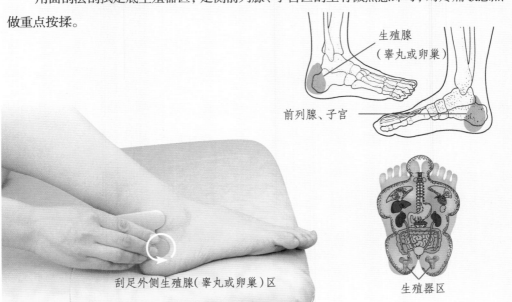

生殖腺
（睾丸或卵巢）

前列腺、子宫

刮足外侧生殖腺（睾丸或卵巢）区

生殖器区

◎ 刮痧方法 3：刮拭头部、背部、四肢相关经穴

1. 用单角刮法刮拭头部百会穴。用面刮法从上向下刮拭背部督脉命门穴、膀胱经双侧肝俞穴至肾俞穴。

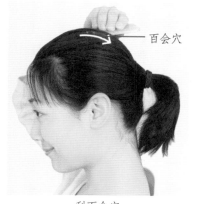

刮百会穴

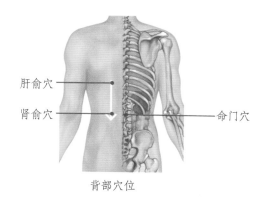

背部穴位

2. 用面刮法从上向下刮拭腹部肾经双侧中注穴至大赫穴，上肢神门穴、内关穴，下肢足三里穴、三阴交穴，足部公孙穴。

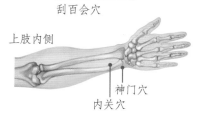

上肢内侧

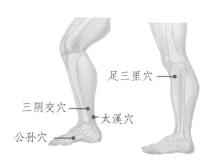

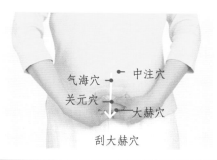

刮大赫穴

3. 用垂直按揉法按揉足部太冲穴，用平面按揉法按揉太溪穴。

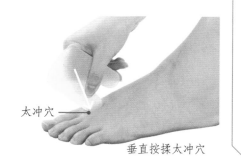

垂直按揉太冲穴

专家提示

命门穴、肾俞穴、太溪穴可调补肾气，中注穴至大赫穴可滋肾养肝、调经，神门穴、内关穴可活血通络、安神定志，百会穴配足三里穴、三阴交穴、公孙穴及太冲穴、肝俞穴可调理肝脾而助气血生化和运行。

更年期综合征以气血不足的肾虚者居多，刮痧时应用补法，可以隔衣刮拭，以刮至局部有微热感即可，不要追求出痧。

❧ 乳腺增生 ❧

◎ 刮痧方法 1：刮拭背部乳房投影区

    1. 在背部乳房投影区涂刮痧油，先刮拭一侧乳房投影区。由于区域较大，可用十字将其划分为 4 个区域，分别用面刮法从上向下刮拭。

    2. 边刮拭边寻找沙砾、结节等阳性反应物，并重点刮拭阳性反应物。

    3. 用同样的方法刮拭另一侧乳房投影区。

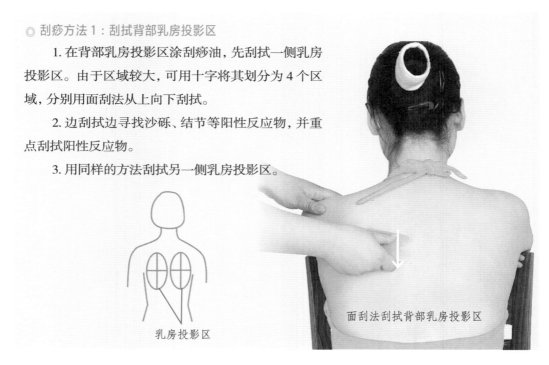

乳房投影区

面刮法刮拭背部乳房投影区

◎ 刮痧方法 2：刮拭背部乳房脊椎对应区

    1. 取俯卧位或骑坐在有靠背的椅子上，在背部乳房脊椎对应区涂刮痧油。

    2. 用面刮法从上向下刮拭与乳房同水平段的督脉，用双角刮法从上向下同时刮拭两侧的夹脊穴，再用面刮法分别从上向下刮拭两侧同水平段的膀胱经。

    3. 边刮拭边寻找疼痛、结节等阳性反应物，并重点刮拭阳性反应物。

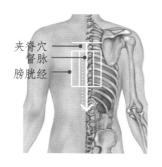

夹脊穴
督脉
膀胱经

乳房脊椎对应区：刮拭与乳房同水平段的脊椎对应区，也就是与乳房同水平段的脊柱和两侧背肌，相当于督脉、夹脊穴和膀胱经的位置

专家提示

    乳房背部投影区和乳房脊椎对应区直接反映乳房的健康状况。凡乳腺增生处，在乳房背部投影区对应的区域均可出痧或有结节状阳性反应物，出痧的形态或阳性反应物的形态与乳腺增生的形态相吻合。出痧或消除阳性反应均可有效缓解乳腺增生的症状。如背部乳房投影区出痧少，结节较硬，症状缓解慢。注意胸部乳腺增生局部禁刮。

落枕

◎ 刮痧方法 1：刮拭颈部经穴

   1. 涂匀刮痧油后，用面刮法从上向下分段刮拭督脉风府穴到至阳穴；用单角刮法刮拭风池穴。

   2. 用面刮法分段刮拭患侧风池穴至肩井穴，重点刮拭肩井穴。

   3. 用面刮法从上向下分段刮拭患侧膀胱经大杼穴至膈俞穴。

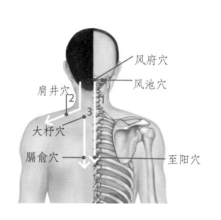

◎ 刮痧方法 2：按揉第 2 掌骨桡侧颈穴

   用垂直按揉法按揉第 2 掌骨桡侧颈穴。仔细在颈穴范围内寻找疼痛敏感点，重点按揉疼痛敏感点。

颈穴

垂直按揉第 2 掌骨桡侧颈穴

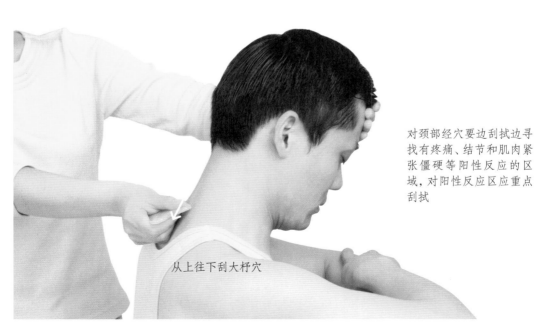

对颈部经穴要边刮拭边寻找有疼痛、结节和肌肉紧张僵硬等阳性反应的区域，对阳性反应区应重点刮拭

从上往下刮大杼穴

昏厥

◎ 刮痧方法 1：点按人中穴

将刮痧板角部放在人中穴上，以按压力大、速度快的手法迅速连续点按人中穴。

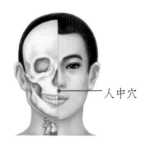

人中穴

◎ 刮痧方法 2：刮拭涌泉穴

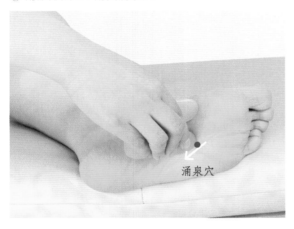

涌泉穴

用单角刮法以按压力大、速度快的手法迅速刮拭足部涌泉穴。

◎ 刮痧方法 3：刮拭百会穴

用单角刮法以按压力大、速度快的手法迅速刮拭头部百会穴。

专家提示

昏厥是脑血流量不足引起的短暂性意识丧失。刮拭人中穴、涌泉穴和百会穴能醒神开窍，调节神经，从而改善脑供血不足。在发生昏厥时如没有医务人员在场救治，迅速刮拭以上穴位，可为抢救患者赢得时间。此法适用于因体质虚弱、情志变化或过度疲劳引起的昏厥。当刮拭后患者神志清醒，应去医院进一步查明原因，以便及时治疗引起昏厥的原发病。如刮拭未有效果，则应在医师指导下立即采取综合急救措施。

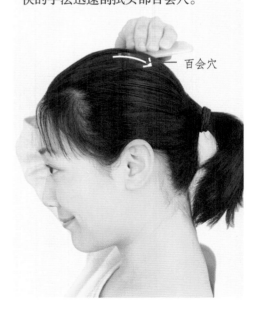

百会穴

腿抽筋（腓肠肌痉挛）

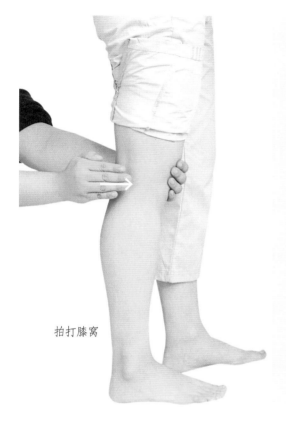

拍打膝窝

◎ 刮痧方法1：平时拍打膝窝

　　1.俯卧位或手扶椅背站立姿势，膝关节放松，在膝窝部位涂匀刮痧油。

　　2.用拍打法拍打膝窝，拍打的范围应涵盖膝窝委阳穴、委中穴、阴谷穴3个穴位。注意拍打力度由轻渐重，两次拍打要有间歇。对疼痛敏感者可以用面刮法刮拭膝窝。

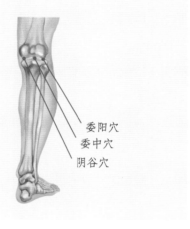

委阳穴
委中穴
阴谷穴

◎ 刮痧方法2：发作时点按人中穴

　　将刮痧板角部放在人中穴上，用连续点按的方法点按人中穴。

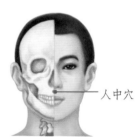

人中穴

专家提示

　　人中穴是督脉穴位，点按人中穴可以振奋阳气，缓解痉挛，从而治疗腿抽筋。在腿抽筋时，点按人中穴有助于快速缓解症状。在腿抽筋缓解期拍打膝窝，疏通经脉，改善局部血液循环，可以有效缓解寒湿阻滞经脉引起的腿抽筋。

　　腿抽筋原因很多，如因下肢血管疾病、血钙低等应综合治疗。

颈项痛

◎ 刮痧方法 1：按揉第 2 掌骨桡侧颈穴

用垂直按揉法按揉第 2 掌骨桡侧颈穴。仔细在颈椎区内寻找并重点按揉疼痛敏感点。

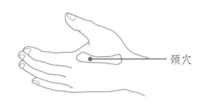

颈穴

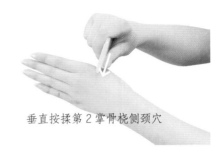

垂直按揉第 2 掌骨桡侧颈穴

◎ 刮痧方法 2：刮拭手部颈椎区

在手背中指第 3 节先涂刮痧油，用推刮法缓慢刮拭。对有痛感、不顺畅、出现凹凸以及有沙砾、结节状物的部位须重点缓慢刮拭。

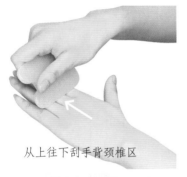

从上往下刮手背颈椎区

刮拭手背部颈椎区及第 2 掌骨桡侧颈椎区可以间接缓解颈部疼痛的症状

◎ 刮痧方法 3：刮拭足部颈椎区

在足弓处涂刮痧油，用面刮法刮拭足内侧大拇指后的颈椎区。刮拭部位不顺畅、有沙砾结节或疼痛感的须重点缓慢刮拭。

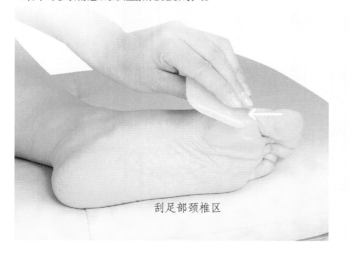

刮足部颈椎区

手足部位颈椎区对应颈椎部位，刮拭这些部位可以间接缓解颈部疼痛的症状。经常刮拭此部位可以延缓颈椎衰老，对颈部病变有预防作用

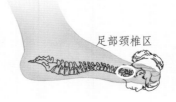

足部颈椎区

◎ 刮痧方法4：刮拭颈部经脉

1. 用面刮法从上向下分段刮拭督脉风府穴至身柱穴。

2. 用刮痧板双角部从上向下分段刮拭颈部两侧的膀胱经天柱穴至大杼穴。

3. 用单角刮法刮拭风池穴，用面刮法分段刮拭双侧风池穴至肩井穴，重点刮拭肩井穴。

对以上部位要先涂匀刮痧油，边刮拭边寻找有疼痛、结节和肌肉紧张僵硬等阳性反应的区域，对发现的阳性反应区应重点刮拭。

刮拭疏通颈肩部的经脉，可以祛风散寒，活血化瘀，舒筋活血，解除颈部肌肉痉挛，松解粘连，对颈肩部位肌肉慢性损伤、炎症以及骨质增生等病症有治疗作用

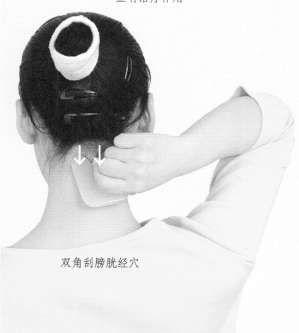

双角刮膀胱经穴

面刮肩部经穴

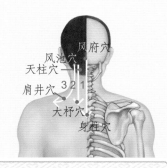

专家提示

很多人都有过颈项不适的经历，感受风寒、长时间固定姿势引起的颈肩肌肉劳损、颈椎病、肌肉扭伤均可引起颈项痛。以上的刮痧方法适合各种原因引起的颈项疼痛。注意：如果您已经确诊颈椎病，而且是脊髓型颈椎病，请不要刮拭方法4的部位。

腰痛

◎ 刮痧方法 1：刮拭后头部、手足部腰区

1. 不需涂抹刮痧油，用厉刮法刮拭后头部顶枕带的腰区，寻找和重点刮拭疼痛敏感点，刮至微微发红或感觉发热即可。

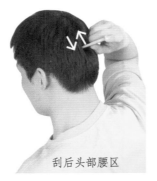

刮后头部腰区

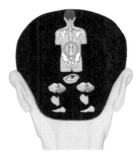

后头部全息穴区

2. 在手背第 3 掌骨先涂刮痧油，再缓慢刮拭腰区，刮拭部位不顺直平坦或有疼痛、凹凸以及沙砾、结节状物的部位须重点缓慢刮拭。

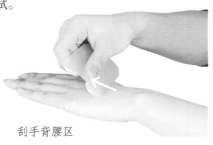

刮手背腰区

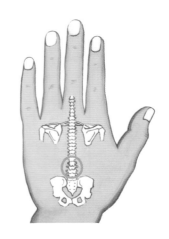

3. 在足弓处涂刮痧油，用面刮法刮拭足内侧的腰区，对刮痧板下有疼痛感、感觉不顺畅或有沙砾、结节的部位重点缓慢刮拭。

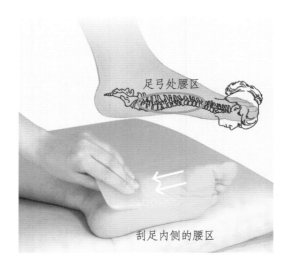

足弓处腰区

刮足内侧的腰区

◎ 刮痧方法 2：刮拭或拍打膝窝

取俯卧位或手扶椅背站立姿势，膝关节放松，在膝窝部位涂匀刮痧油。用拍打法拍打膝窝，拍打的范围应涵盖膝窝委阳穴、委中穴、阴谷穴三个穴位。

注意拍打力度由轻渐重，两次拍打要有间歇。对疼痛敏感者可以用面刮法刮拭膝窝。

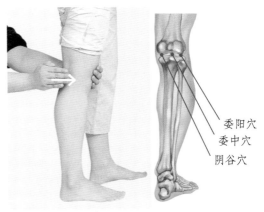

委阳穴
委中穴
阴谷穴

拍打膝窝

◎ 刮痧方法 3：刮拭命门穴、肾俞穴、志室穴、腰眼穴

在命门穴、双侧肾俞穴、志室穴、腰眼穴处先涂刮痧油。用面刮法以穴位为中心从上向下刮拭，先刮拭命门穴，再分别刮拭两侧肾俞穴、志室穴、腰眼穴。对以上部位要边刮拭边寻找有疼痛、结节和肌肉紧张僵硬等阳性反应的区域，对发现的阳性反应区应重点刮拭。

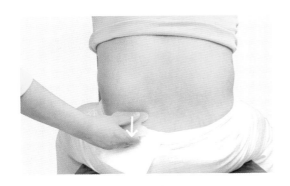

刮腰眼穴

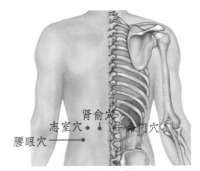

肾俞穴
志室穴
命门穴
腰眼穴

腰部穴位

专家提示

腰肌劳损、脊椎关节疾病或肾脏、生殖器官病变均可引起腰痛。以上的刮痧方法可以直接改善腰部的血液循环，疏经活络，解除腰部肌肉痉挛，松解粘连。对腰部肌肉慢性损伤、炎症、骨质增生以及肾虚腰痛用补法刮拭。第 2 掌骨桡侧腰区，头、手、足部位腰区对应腰椎部位；腰眼穴是治疗腰痛的经外奇穴，刮拭这些部位也可以间接缓解腰部疼痛的症状。经常刮拭以上部位可以延缓腰椎衰老，对腰部病变有预防作用。

肩周炎

◎ 肩痛刮痧方法1：刮拭顶后斜带

不需涂抹刮痧油，用厉刮法刮拭后头部肩背区，寻找疼痛敏感点并重点刮拭，刮至微微发红或感觉微热即可。

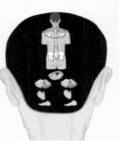

后头全息区

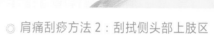

厉刮头部肩区

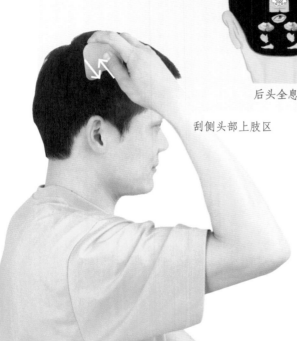

刮侧头部上肢区

◎ 肩痛刮痧方法2：刮拭侧头部上肢区

不需涂抹刮痧油，用厉刮法刮拭头部上肢全息区，寻找疼痛敏感点并重点刮拭，刮至微微发红或感觉微热即可。

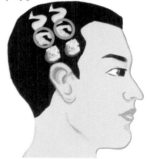

侧头部上肢区

◎ 肩痛刮痧方法3：刮拭外关穴、中渚穴

1. 先涂刮痧油，用面刮法从上向下刮拭外关穴。

2. 先涂刮痧油，用垂直按揉法按揉中渚穴。

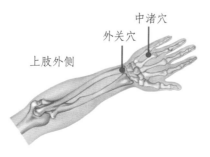

上肢外侧　外关穴　中渚穴

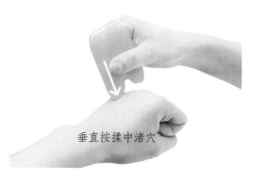

垂直按揉中渚穴

◎ 肩痛上举难刮痧方法：刮拭肩井穴、肩上部

1. 在肩井穴、肩上部涂刮痧油，用面刮法从内向外刮拭，并滑向肩下部，对有疼痛和结节的部位重点刮拭。

2. 用面刮法分别从肩上部、肩前部、肩后部向三角肌根部刮拭，对有疼痛和结节的部位重点刮拭。

◎ 肩痛前伸难刮痧方法：刮拭腋后线

在腋后线处先涂刮痧油，用单角刮法从上向下刮拭腋后线，对有疼痛和结节的部位重点刮拭。

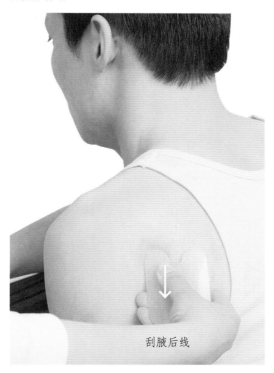

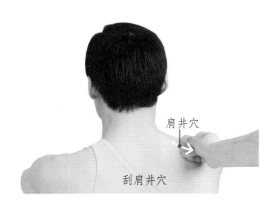

刮肩井穴

刮腋后线

◎ 肩痛后伸难刮痧方法：刮拭腋前线、肘关节外侧

1. 在腋前线处先涂刮痧油，用单角刮法从上向下刮拭腋前线，对有疼痛和结节的部位重点刮拭。

2. 在肘关节外侧先涂刮痧油，再用面刮法从上向下刮拭，对有疼痛和结节的部位重点刮拭。

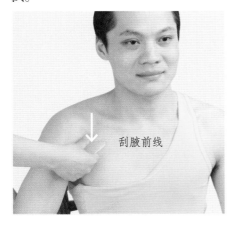

刮腋前线

【师带徒】

肩痛日久者，肩井穴、肩上部、腋后线、腋前线等处会出现明显的痛点或大小不一的结节以及肌肉紧张僵硬等现象，刮拭时注意寻找这些阳性反应区。刮拭阳性反应区时，应放慢刮拭速度，采用边揉边刮的方法可以明显减轻疼痛。肩周炎久治不愈者应警惕是否患有内分泌等系统疾病。

❧ 膝关节痛 ❧

◎ 刮痧方法 1：刮拭膝眼穴、鹤顶穴

　　1. 坐位屈膝，用点按法点按双膝膝眼穴。

　　2. 在鹤顶穴处涂刮痧油，用面刮法从鹤顶穴
上方向膝下方滑动刮拭。

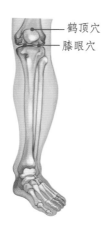

鹤顶穴
膝眼穴

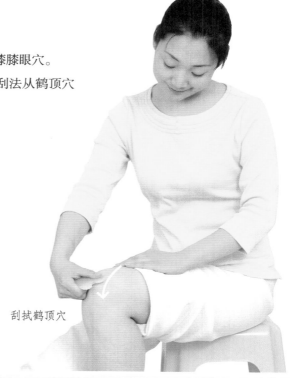

刮拭鹤顶穴

◎ 刮痧方法 2：刮拭手部第 2 掌骨桡侧腿穴

　　用垂直按揉法按揉第 2 掌骨桡侧腿穴。
仔细在腿穴范围内寻找疼痛敏感点，重点按揉
疼痛敏感点。

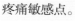

腿穴

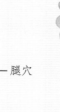

垂直按揉腿穴

◎ 刮痧方法 3：刮拭侧头部下肢区

　　不需涂抹刮痧油，用厉刮法刮拭侧头部下肢区，寻找疼
痛敏感点并重点刮拭，刮至微微发红或感觉微热即可。

厉刮侧头部下肢区

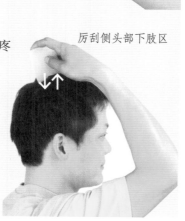

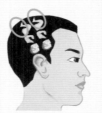

顶颞前、后斜带上 1/3

◎ 刮痧方法 4：刮拭膝关节部位经穴

　　1. 在梁丘穴、足三里穴、血海穴、阴陵泉穴、膝阳关穴、阳陵泉穴处先涂匀刮痧油，用面刮法从上向下刮拭膝关节外上方梁丘穴，再刮拭外下方足三里穴。

　　2. 用面刮法从上向下刮拭膝关节外侧膝阳关穴至阳陵泉穴。

　　3. 用面刮法从上向下刮拭膝关节内上方血海穴、内下方阴陵泉穴。

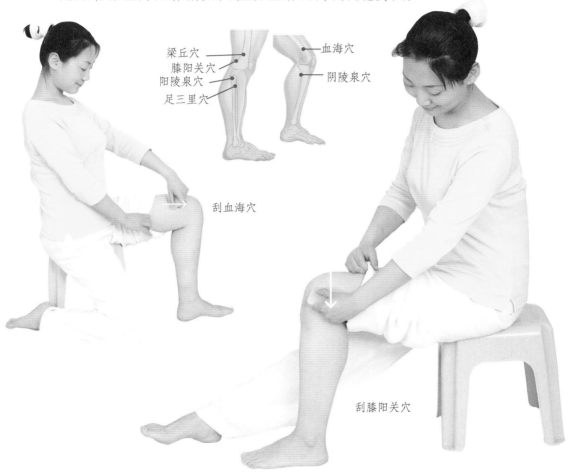

梁丘穴
膝阳关穴
阳陵泉穴
足三里穴
血海穴
阴陵泉穴
刮血海穴
刮膝阳关穴

【师带徒】
　　膝关节部位肌肉不丰厚，对疼痛较敏感，为减轻疼痛，应放慢刮拭速度，可采用边揉边刮的方法。如膝关节肿胀、关节腔内有积液者，或韧带急性损伤者，禁止刮拭。

专家提示
　　膝关节疼痛和此部位经脉气血瘀滞有关。刮拭膝关节周围的穴位可以直接改善血液循环，治疗膝关节痛。顶颞前、后斜带上 1/3 为侧头部下肢区，主治下肢、膝关节感觉障碍、运动障碍的病症，刮拭手部第 2 掌骨桡侧腿穴间接治疗膝关节痛。

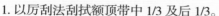
痔疮

◎ 刮痧方法1：刮拭头部、手部相关全息穴区

1. 以厉刮法刮拭额顶带中 1/3 及后 1/3。

2. 用刮痧板的凹槽刮拭拇指及食指，用推刮法刮拭商阳穴。

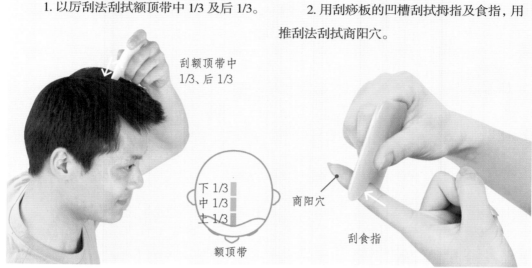

刮额顶带中 1/3、后 1/3

下 1/3
中 1/3
上 1/3

额顶带

商阳穴

刮食指

◎ 刮痧方法2：刮拭四肢相关经穴

1. 以面刮法刮拭上肢手三里穴至下廉穴。

2. 用面刮法或平面按揉法刮拭下肢血海穴和三阴交穴。

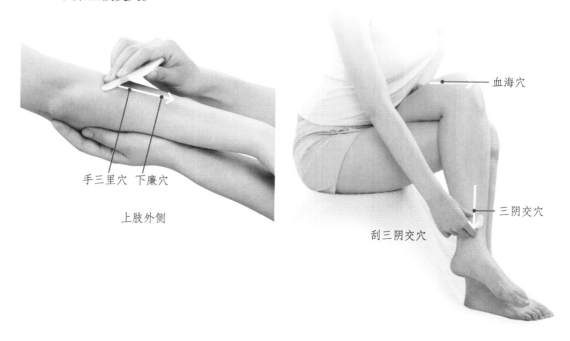

手三里穴　下廉穴

上肢外侧

血海穴

三阴交穴

刮三阴交穴

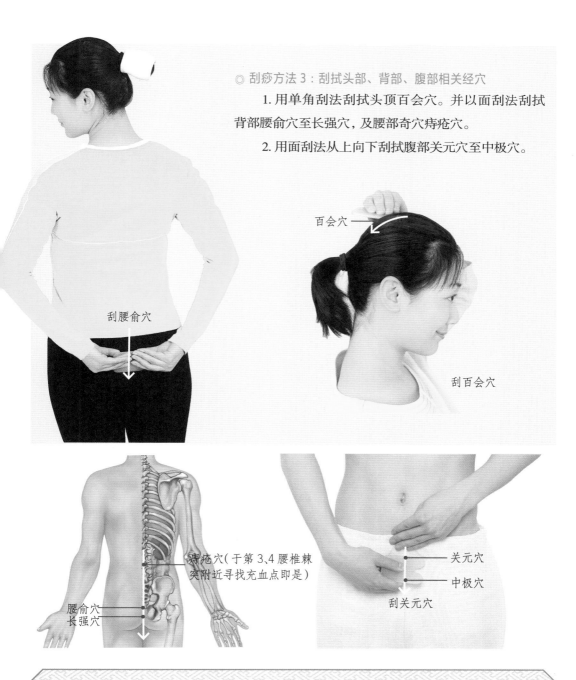

◎ 刮痧方法 3：刮拭头部、背部、腹部相关经穴

1. 用单角刮法刮拭头顶百会穴。并以面刮法刮拭背部腰俞穴至长强穴，及腰部奇穴痔疮穴。

2. 用面刮法从上向下刮拭腹部关元穴至中极穴。

刮腰俞穴

百会穴

刮百会穴

痔疮穴（于第3、4腰椎棘突附近寻找充血点即是）

腰俞穴
长强穴

关元穴
中极穴
刮关元穴

专家提示

手三里穴、下廉穴为大肠经上穴位，可清热散风、和胃利肠；配三阴交穴可调和气血，宣通下焦，分利湿热而治疗痔疮；百会穴是足三阳经与督脉交会处，刮拭百会穴可疏散风邪，配腰俞穴、长强穴、关元穴、中极穴可清湿热、培补元气，有助治疗痔疮；奇穴痔疮穴是治疗此病的特效穴。

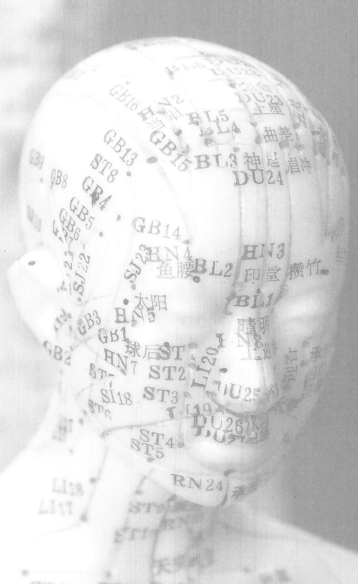

第五章

刮痧改善亚健康

21世纪是人类追求健康的世纪，世界卫生组织提示，健康是一种身体、精神和交际上的完美状态。亚健康是指人体介于健康和患病之间的边缘状态。人体在亚健康状态查不出疾病，但生命活力、反应能力、适应能力会减退，免疫力会降低。与健康人群相比，疾病往往更容易袭击亚健康状态的人群。及时发现和调理亚健康，使身体向健康转化，是维护健康、预防疾病的最好方法。刮痧调理亚健康方法独特，效果显著。

大脑疲劳

◎ 刮痧方法 1：刮拭全头

以不涂油法用水牛角刮痧梳以面刮法按侧头部、头顶部、后头部的顺序，刮拭全头，每个部位刮拭 20~30 下，注意寻找并重点刮拭疼痛点，每天刮拭 1 次。

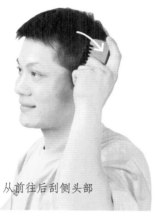
从前往后刮侧头部

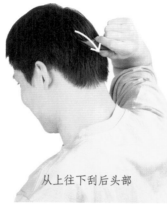
从上往下刮后头部

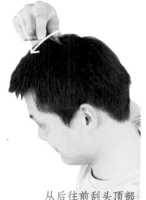
从后往前刮头顶部

◎ 刮痧方法 2：刮拭颈椎头部对应区

用涂油法以面刮法刮拭第 1~6 颈椎棘突部分（颈椎头部对应区），再以双角刮法刮拭脊柱两侧膀胱经，最后以单角刮法和面刮法刮拭风池穴及颈部两侧胆经。有疼痛、结节等阳性反应的区域须重点刮拭，每周刮拭 1 次。

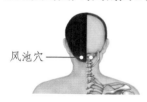
风池穴

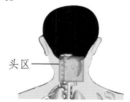
头区

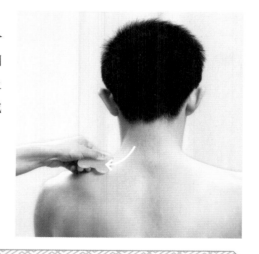

专家提示

头部刮拭的最佳时间是每天早晨或大脑疲劳时，睡前最好不要刮拭，特别是神经衰弱和有失眠症的人。刮拭中指背头部全息区时仔细体会刮痧部位的感觉及注意观察呈现的痧象。如果刮拭部位不平顺，有沙砾或结节状物，或有深痧点呈现，提示大脑疲劳，缺氧比较严重。无痛感或结节者用轻刮法刮拭。

头晕

◎ 头晕刮痧方法：刮拭顶颞前、后斜带下 1/3

宜涂抹刮痧油，用厉刮法刮拭侧头部顶颞前、后斜带下 1/3 头区，后头部顶枕带头区，寻找疼痛敏感点并重点刮拭，刮至感觉微微发热即可。

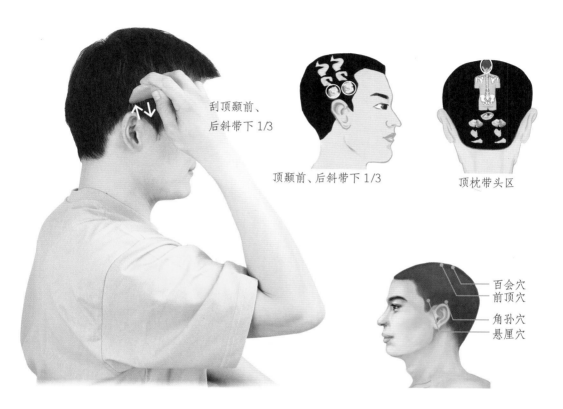

刮顶颞前、后斜带下 1/3

顶颞前、后斜带下 1/3

顶枕带头区

百会穴
前顶穴
角孙穴
悬厘穴

顶颞前斜带：前顶穴至悬厘穴的连线，向前后各旁开约 0.5 寸的条带

顶颞后斜带：百会穴至角孙穴的连线，向前后各旁开约 0.5 寸的条带

百会穴：头顶正中央，左右两耳至头顶正中的线，与眉间中心往上直线的交会点

前顶穴：百会穴前 1.5 寸

悬厘穴：从额角发际向后 5 毫米，再往下 2 寸的地方

角孙穴：耳朵上方，将耳朵向前折用中指触及耳朵接触头部的地方，开闭口腔可发现头部肌肉运动的部位

头痛

◎ 头痛刮痧方法 1：刮拭全头，寻找痛点，重点刮拭

　　1. 用水牛角刮痧梳子以面刮法按侧头部、头顶部、后头部的顺序刮拭全头部。

　　2. 刮拭时注意寻找有疼痛感觉的区域，对阳性反应的区域要重点刮拭至疼痛减轻。

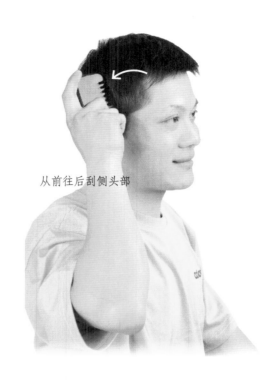

从前往后刮侧头部

◎ 头痛刮痧方法 2：刮拭颈椎头部对应区

　　1. 以面刮法刮拭第 2~6 颈椎棘突部位。

　　2. 再以双角刮法刮拭两侧的膀胱经。

　　3. 最后刮拭风池穴以及颈部两侧的胆经。在有疼痛和结节等阳性反应的区域须重点刮拭。

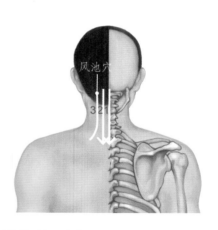

风池穴

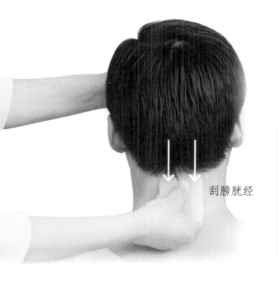

刮膀胱经

专家提示

　　头疼是亚健康的常见症状，多因心理压力过大、精神过分紧张和疲劳过度所致。头痛与循行于头部的经脉气血失调、气滞血瘀有关，因此刮拭寻找并疏通头部经脉和颈椎头部对应区的疼痛区域可以快速缓解头痛症状。

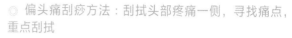

◎ 偏头痛刮痧方法：刮拭头部疼痛一侧，寻找痛点，重点刮拭

　　1.用水牛角刮痧梳子以面刮法刮拭头痛的一侧，仔细体会刮拭部位的感觉，寻找阳性反应区和痛点。

　　2.重点刮拭这些部位至疼痛减轻或缓解。

　　3.用单角刮法刮拭风池穴。

刮风池穴

专家提示

　　偏头痛主要是因循行于侧头部的胆经和三焦经出现气血瘀滞。按顺序刮拭全头，寻找出现气血瘀滞的部位，这些部位均会发出疼痛的信息。找到疼痛部位，并用刮痧的方法疏通这些经脉，可以快速缓解偏头痛。

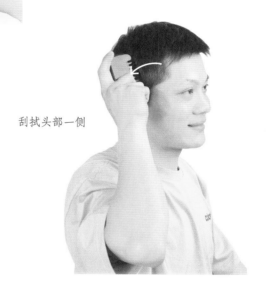

刮拭头部一侧

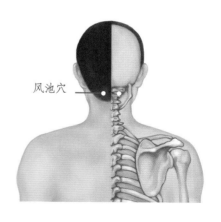

风池穴

失眠症

◎ 刮痧方法1：晨起刮拭全头

    1. 晨起用水牛角刮痧梳子以面刮法按侧头部、头顶部、后头部的顺序刮拭全头部。

    2. 刮拭时注意寻找有疼痛感觉和阳性反应的区域，对这些区域要重点刮拭。

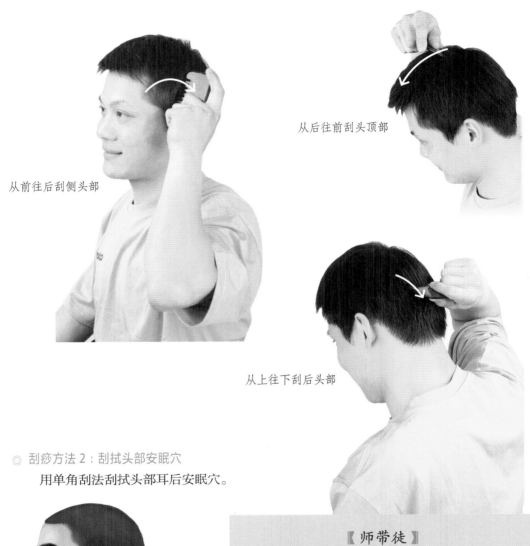

从前往后刮侧头部

从后往前刮头顶部

从上往下刮后头部

◎ 刮痧方法2：刮拭头部安眠穴

    用单角刮法刮拭头部耳后安眠穴。

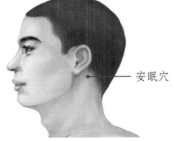

安眠穴

【师带徒】

    可用水牛角刮痧梳子每天晨起按顺序刮拭全头，注意不要遗漏任何部位，并且要有向头皮深部的按压力，刮至头皮发热。头部刮拭的最佳时间是每天早晨或大脑疲劳时，睡前不要刮拭。

睡前用面刮法刮拭足底，至足底发热即可，重点用面刮法刮拭涌泉穴。

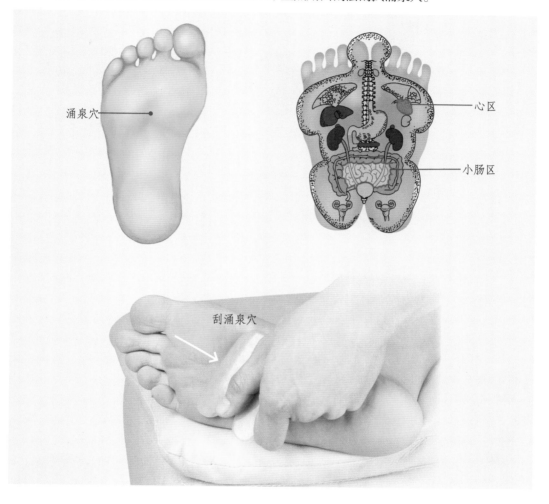

专家提示

全身的阳经均上达于头部，坚持每日晨起按顺序刮拭全头，可以迅速改善大脑的血液循环，调节脑血管和脑神经，畅达全身的阳气。足掌是整体的缩影，有各脏腑器官的全息穴区，睡前将足底刮热，有助于全身血脉通畅，缓解疲劳。晨起刮拭头部可提高神经的兴奋性，睡前刮拭足部有利于脑神经迅速转为抑制状态而加快入睡，二者结合是治疗失眠症的有效方法。

❧ 焦虑烦躁 ❧

◎ 刮痧方法1：刮拭背部

　　用面刮法和双角刮法从上向下刮拭中背部肝胆同水平段（第5~10胸椎）的督脉、夹脊穴和膀胱经。重点刮拭肝俞穴、魂门穴、胆俞穴。

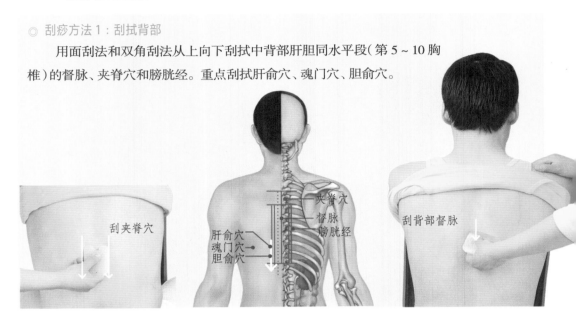

刮夹脊穴

夹脊穴
督脉
膀胱经

肝俞穴
魂门穴
胆俞穴

刮背部督脉

◎ 刮痧方法2：刮拭胸胁部

　　用平刮法缓慢从内向外刮拭右背部及右胁肋部肝胆体表投影区。重点从内向外刮拭期门穴。

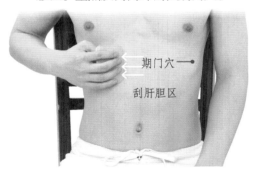

期门穴

刮肝胆区

肝区

刮期门穴

【师带徒】

　　刮拭肝胆体表投影区先用按压力大，速度缓慢的推刮法，寻找并重点刮拭疼痛、结节等阳性反应区部位，然后再用平刮法刮拭。

　　刮拭以上部位可疏肝解郁，缓解焦虑烦躁情绪。

视力疲劳

◎ 刮痧方法 1：刮拭颈椎眼部对应区

1. 让被刮者骑坐在有靠背的椅子上，双臂平放在椅背上。

2. 找到第 1~3 颈椎，即眼部对应区，涂抹刮痧油。

3. 以第 1~3 颈椎为中心刮拭一个长度，再以双角刮法刮拭两侧的膀胱经，最后刮拭颈部两侧同水平段的胆经。

4. 注意发现疼痛和结节等阳性反应区域，并重点刮拭。

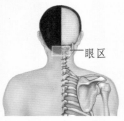
眼区

颈椎眼部对应区：眼部颈椎区是第 1~3 颈椎区域和两侧的颈肌，相当于第 1~3 颈椎区域的督脉、膀胱经和胆经的位置

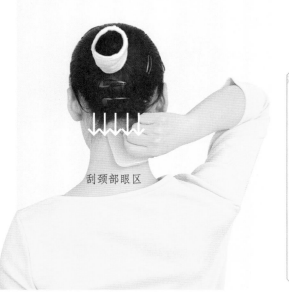
刮颈部眼区

◎ 刮痧方法 2：刮拭眼周晴明穴、瞳子髎穴、承泣穴、鱼腰穴

1. 在眼周四穴处涂少量美容刮痧乳，分别以鱼腰穴和承泣穴为中心，用刮痧板的边缘以小于 15° 的角度从内向外缓慢刮拭 5~10 下即可。

2. 用平面按揉法缓慢按揉瞳子髎穴 5~10 次，用垂直按揉法缓慢按揉晴明穴 5~10 次。

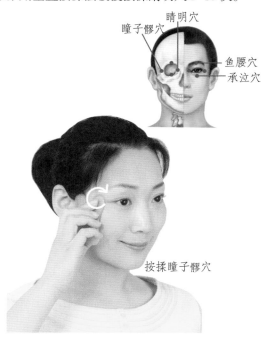
瞳子髎穴　晴明穴　鱼腰穴　承泣穴

按揉瞳子髎穴

专家提示

颈部是头面部的脊椎对应区，支配眼睛的神经在这里循行。刮拭颈部眼睛的脊椎对应区可以调节视神经，缓解眼疲劳。刮拭晴明穴、瞳子髎穴、承泣穴、鱼腰穴可改善眼部血液循环，疏通眼部经脉，防治眼疾和缓解眼疲劳。

🌀 食欲不振 🌀

◎ 刮痧方法 1：刮拭背部双侧脾俞穴、胃俞穴

用面刮法刮拭每个穴位至出痧或毛孔微微张开即可。

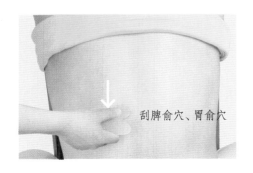

刮脾俞穴、胃俞穴

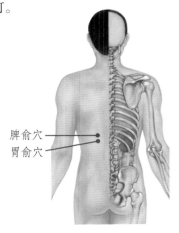

脾俞穴
胃俞穴

◎ 刮痧方法 2：刮拭手足全息穴区

用面刮法或用平面按揉法刮拭手掌和足底部脾胃、大小肠的全息穴区。

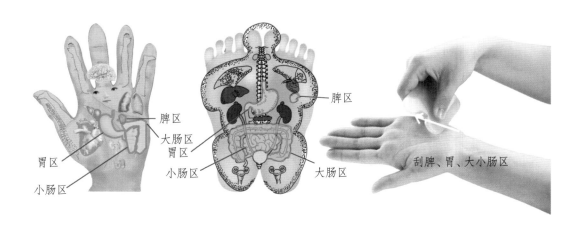

脾区
大肠区
胃区
胃区
小肠区
小肠区

脾区
大肠区

刮脾、胃、大小肠区

专家提示

食欲不振是脾胃功能减弱的表现。脾主运化，有调节胃肠功能的作用。刮拭脾俞穴、胃俞穴，手足脾胃区和肠区，可激发脾胃的自我调节机能，如刮拭出痧后，再次刮拭时可改用补法每天刮拭手足，隔衣刮拭背部腧穴。

◎ 刮痧方法 3：刮拭脾胃体表投影区

　　1. 让被刮者仰卧或侧卧，全身放松。

　　2. 在脾胃体表投影区的位置涂抹刮痧油。

　　3. 用刮痧板长边以小于 15° 角的平刮法缓慢从上向下刮拭胃的体表投影区，从内向外刮拭脾脏体表投影区至出痧或毛孔微微张开即可。

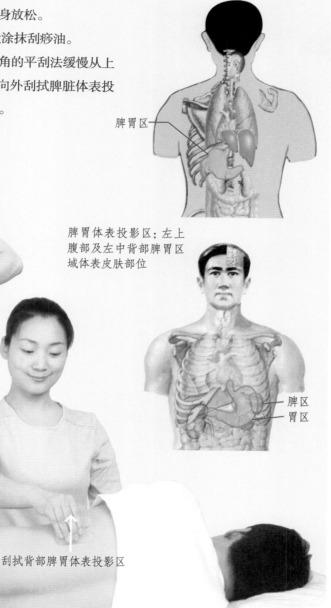

脾胃区

脾胃体表投影区：左上腹部及左中背部脾胃区域体表皮肤部位

脾区
胃区

刮脾胃体表投影区

刮拭背部脾胃体表投影区

专家提示

　　刮拭脾胃的体表投影区可以直接改善脾胃的功能，治疗食欲不振。用涂油法每周刮拭 1 次，也可不涂油隔衣每天刮拭 1 次。

下肢酸痛、沉重

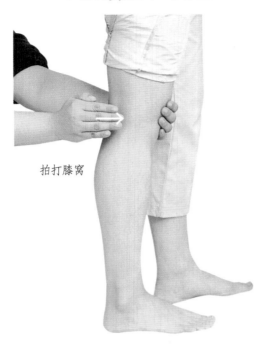

拍打膝窝

◎ 刮痧方法 1：拍打膝窝

在膝窝处涂上刮痧油，用面刮法刮拭膝窝或用拍打法拍打膝窝。

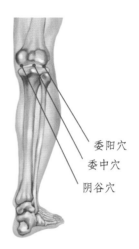

委阳穴
委中穴
阴谷穴

◎ 刮痧方法 2：刮拭膝关节经穴

用点按法点按膝眼穴，用面刮法从上向下刮拭膝关节前后左右的 6 条经脉，从膝关节上 3 寸的部位刮至膝关节下 3 寸的部位。

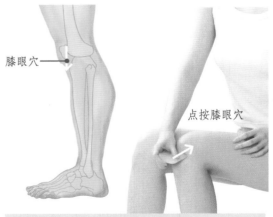

膝眼穴

点按膝眼穴

专家提示

膝关节部位经脉气血瘀滞而缺氧或气血虚是下肢酸痛、沉重的重要原因。刮拭、拍打循行在膝窝部位的膀胱经、肾经穴位可以疏通经脉，快速改善下肢的经脉缺氧，缓解和有效改善下肢酸痛、沉重的症状。拍打法半年 1 次即可，当刮拭没有痧出现时，应改用补法刮拭，可每天隔衣刮拭 1 次，促进膝关节部位的血液循环。

【师带徒】

拍打膝窝时保持治疗侧的膝关节放松，可采取俯卧位或手扶椅背的站立姿势，用另一只手托住膝关节前面的髌骨部位。注意拍打力度由轻渐重，两次拍打要有间歇，拍打至没有新的痧出现时即可停止操作。有下肢静脉曲张或年老体弱者禁用拍打法。

手足凉、怕冷

◎ 刮痧方法：刮拭全手掌、全足掌

    1. 用面刮法刮拭手掌的各全息穴区，刮至手掌发热。平面按揉手腕根部的阳池穴。

    2. 用刮痧板的凹槽部位分别刮拭各手指根部至指尖，刮至手指微热。

    3. 用面刮法刮拭足底的各全息穴区以及足趾，刮至足底微热。

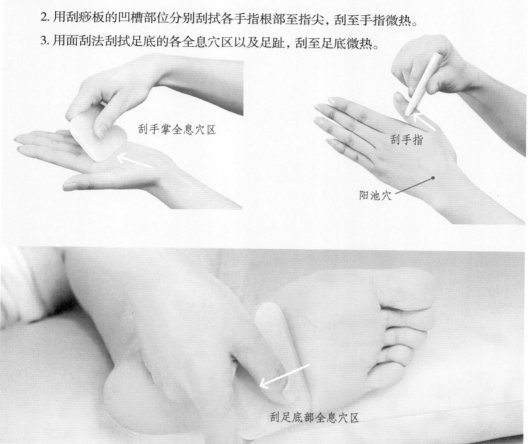

刮手掌全息穴区

刮手指

阳池穴

刮足底部全息穴区

专家提示

    手足发凉、怕冷是体内脏腑阳气不足，血液流动缓慢的表现。按揉阳池穴可刺激阳气，鼓舞经气运行，改善手足冰凉。手足是整体的缩影，手掌、足掌部位有与全身各脏腑器官相对应的全息穴区。当刮拭手掌和足掌感觉发热时，说明局部血流加速，血液循环畅通。根据生物全息理论，经常刮拭手足不但可以促进手足部位的血液循环，改善手足凉、怕冷的症状，还可促进各脏腑器官血液循环，有效增强各脏腑功能。如手足掌皮肤干燥，可以先涂少量美容刮痧乳再刮拭，以保护皮肤。

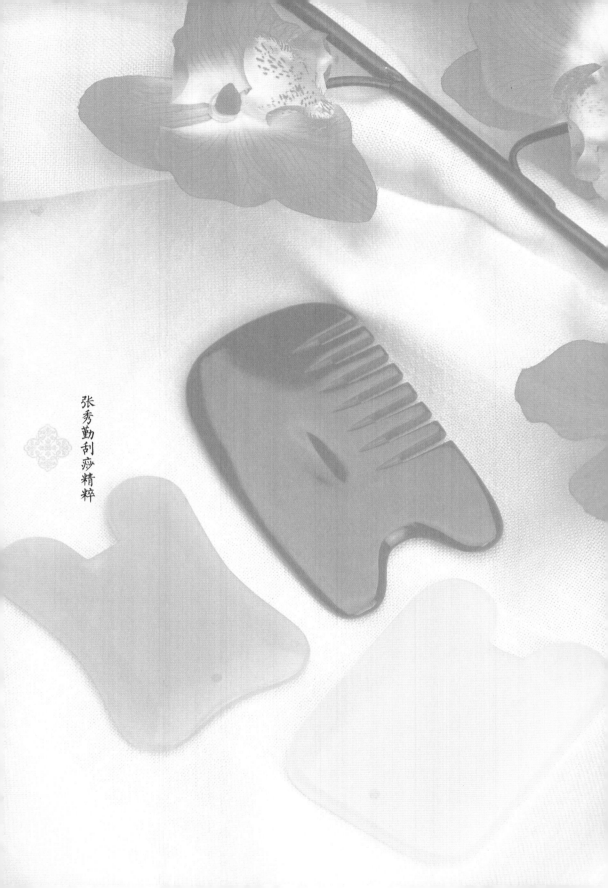

张秀勤刮痧精粹

第六章

刮痧日常保健

气血是构成人体的基本物质，五脏分管着人体的各种机能，经络是肌体的总调节系统。

小小刮痧板在身体各部位轻重舒缓地一刮，能畅通经脉气血，激发皮脉肉筋骨的活力，增强肌体各脏腑组织器官自身的调节能力、抗病能力和康复机能。全息经络刮痧用于日常保健，多种经穴组合，操作手法简单，单次刮拭时间短，可以不受时间和地点的限制。每个人可以根据自己的具体情况选取相关经穴和穴区。坚持保健刮痧，人体气机畅通，血液清洁，血管年轻，人衰老速度就会减慢，生命的质量就会提高。

增强免疫力

◎ 最简便的增强免疫力方法

用单角刮法刮拭百会穴、涌泉穴，每日用不涂油法刮拭 1~2 次，每次 15~20 下。

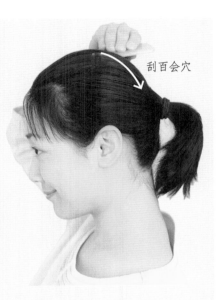

刮百会穴

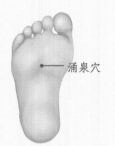

涌泉穴

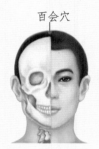

百会穴

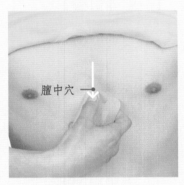

膻中穴

用单角刮法刮拭膻中穴，每日用不涂油法刮拭 1~2 次，每次 15~20 下。

用平面按揉法或面刮法刮拭合谷穴、内关穴。每日用不涂油法刮拭 1~2 次，每次 15~20 下，可以增强免疫力。

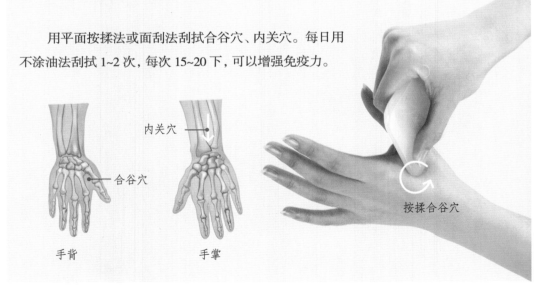

内关穴

合谷穴

手背　　　　　手掌

按揉合谷穴

经常刮拭或按揉足三里穴、三阴交穴，能增强抵抗力、强壮脾胃、益寿延年，每日用不涂油法刮拭 1~2 次，每次 15~20 下。

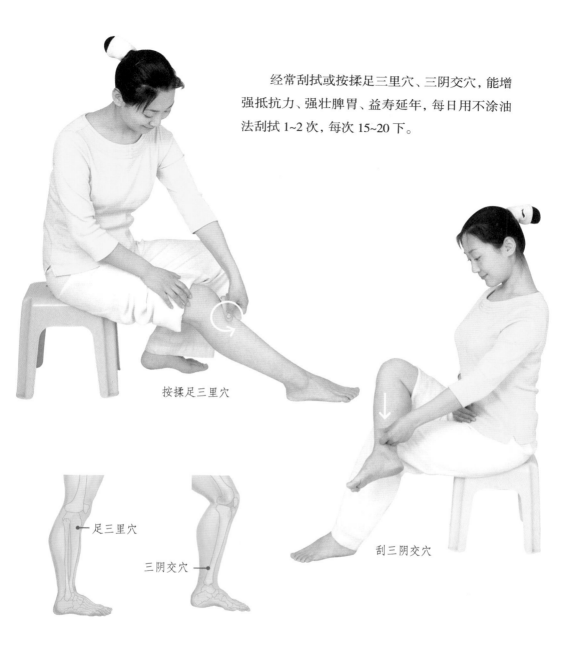

按揉足三里穴

足三里穴

三阴交穴

刮三阴交穴

专家提示

百会穴为督脉穴位，可健脑醒神，振奋全身的阳气；合谷穴可预防感冒和颜面五官疾患；内关穴养心安神；膻中穴能促进各脏腑的功能，益气扶正；足三里穴、三阴交穴、涌泉穴能健脾益肾。这7个强壮穴具有健脑醒神、补益心肾、强壮脾胃的作用。经常刮拭，可以增强肌体的自我调节能力、康复能力，从而提高肌体的免疫力。

净化血液

◎ 最简便的净化血液方法：拍打肘窝、膝窝

在肘窝或膝窝处涂上刮痧油，用拍打法拍打肘窝或膝窝。

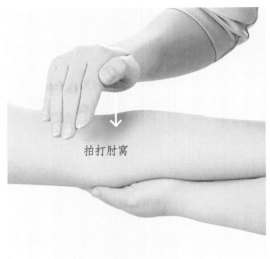

拍打肘窝

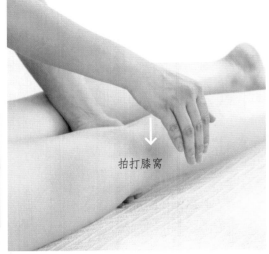

拍打膝窝

【师带徒】

注意，拍打时肘关节和膝关节的肌肉要放松。为别人拍打肘窝、膝窝时，另一只手托住肘关节的下方或膝关节前面的髌骨部位。拍打的力度由轻渐重，两次拍打要有间歇，拍打出痧的多少因人而异，少出即可，也可拍打至无痧出现。开始拍打时间隔2周，以后每6~12个月拍打1次即可。年老体弱、严重动脉硬化者改用面刮法经常刮拭此部位。

专家提示

肘窝、膝窝部位是手足经脉必经之路，肘关节和膝关节活动频繁。当血液中代谢产物过多，黏稠度增加时，经脉气血极易在此瘀滞。间隔一段时间拍打此处，只要血液内代谢产物增多而引起微循环障碍时，就会出痧。通过出痧的方式及时排出体内的代谢产物是最简便的净化血液的方法。刮拭背部膀胱经、各脏腑器官体表投影区等，出痧、退痧的过程也有净化血液的功效。

健脑益智

◎ 刮痧方法：每天刮拭全头

1. 用水牛角刮痧梳子以面刮法按侧头部、头顶部、后头部的顺序刮拭头部。

2. 刮拭时注意寻找有疼痛感觉和有结节等阳性反应的区域，对阳性反应的区域要重点刮拭。

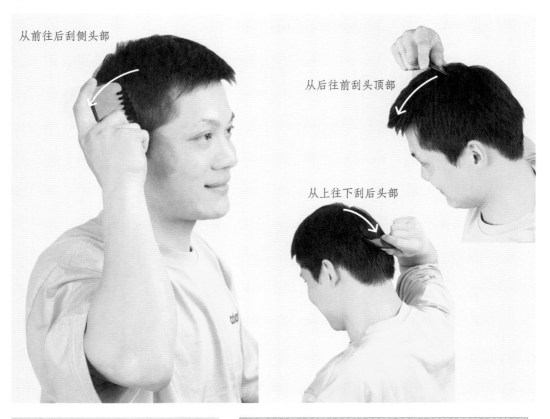

从前往后刮侧头部

从后往前刮头顶部

从上往下刮后头部

【师带徒】

用水牛角刮痧梳子按顺序每天刮拭全头，不是梳理发型，要有向头皮深部的按压力，刮至头皮微热即可。最佳的刮拭时间是每天早晨或大脑疲劳时，有神经衰弱、失眠者，晚上睡前不要刮拭头部。

专家提示

头部循行的经脉是供应大脑气血的通路，有向大脑输送营养物质，调节大脑功能的作用。这些经脉如有气血瘀滞，会出现大脑疲劳、缺氧、脑血管和脑神经功能失调。每天按顺序刮拭全头，疏通头部经脉，为大脑补充氧气，可以及时改善脑血管和脑神经失调，健脑益智。

心和小肠保健

◎ 刮痧方法1：刮拭背部

用涂油刮痧法每隔7~10天用面刮法自上而下刮拭背部脊椎心脏对应区（第4~8胸椎及两侧3寸宽的范围）、左肩胛区心脏体表投影区和腰部脊椎小肠对应区。重点刮拭背部膀胱经厥阴俞穴、天宗穴、神堂穴、心俞穴、小肠俞穴。

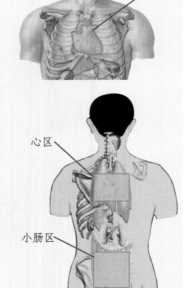

心区

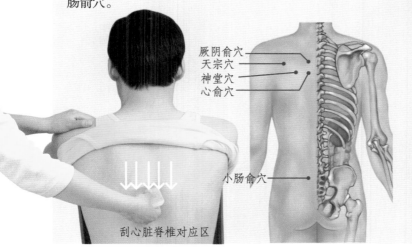

厥阴俞穴
天宗穴
神堂穴
心俞穴

小肠俞穴

刮心脏脊椎对应区

心区

小肠区

◎ 刮痧方法2：刮拭胸腹部

每天用单角刮法隔衣自上而下缓慢刮拭膻中穴、巨阙穴、关元穴，然后用平刮法沿肋骨走向从内向外刮拭胸部心脏体表投影区，以及肚脐周围小肠体表投影区。

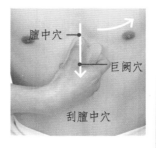

膻中穴

巨阙穴

刮膻中穴

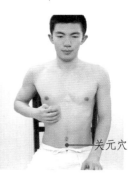

关元穴

专家提示

心和小肠相表里。心和小肠经脉相表，气血相通，功能互助。合理膳食、心态平和、适量运动可以预防血液黏稠和肥胖，有利于心和小肠的保健。刮痧保健可以增强心脏活力，推动血液运行，快速净化血液，畅通血脉，维护心脏和小肠的正常功能。经常刮痧防微杜渐，可有效预防心脑血管等循环系统疾病。

◎ 刮痧方法 3：刮拭上肢经穴

不涂刮痧油，用梳理经气法按经脉循行部位，从肘关节内侧手少阴心经少海穴刮至小指少冲穴，从手厥阴心包经曲泽穴刮至中指中冲穴，从外侧手太阳小肠经小海穴刮至小指少泽穴。重点用面刮法刮拭或平面按揉法按揉通里穴、神门穴、支正穴、内关穴、大陵穴、劳宫穴、养老穴。每天 1 次，每次各 10~15 下。并用涂刮痧油拍打的方法拍打肘窝曲泽穴、少海穴。心脏保健 6~12 个月拍打 1 次即可。

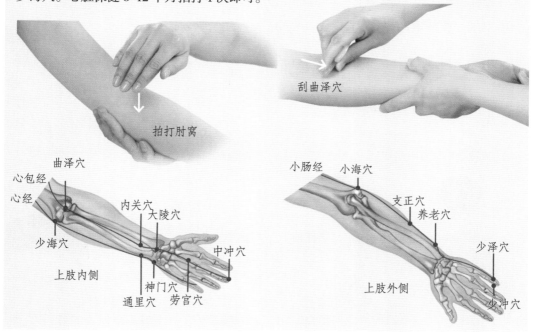

拍打肘窝

刮曲泽穴

曲泽穴
心包经
心经
内关穴
大陵穴
少海穴
中冲穴
上肢内侧
神门穴
劳宫穴
通里穴

小肠经　小海穴
支正穴
养老穴
少泽穴
上肢外侧
少冲穴

◎ 刮痧方法 4：刮拭手足全息穴区

用面刮法刮拭手掌和足底心区和小肠全息穴区，以垂直按揉法按揉第 2 掌骨心穴。

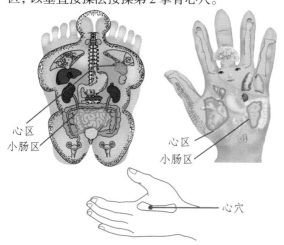

心区
小肠区

心区
小肠区

心穴

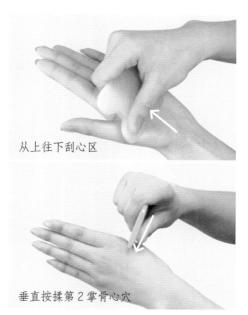

从上往下刮心区

垂直按揉第 2 掌骨心穴

❀ 肺和大肠保健 ❀

◎ 刮痧方法 1：刮拭背部

以涂油法用面刮法和双角刮法，自上而下刮拭背部肺脊椎对应区（第 1~9 胸椎及两侧 3 寸宽的范围）、腰骶部大肠脊椎对应区。重点刮拭膀胱经肺俞穴、魄户穴、大肠俞穴。每隔 7~10 天刮拭 1 次。

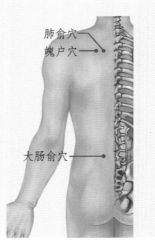

肺俞穴
魄户穴

大肠俞穴

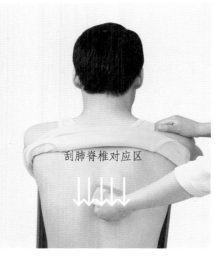

刮肺脊椎对应区

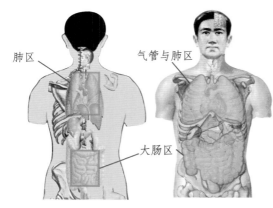

肺区

气管与肺区

大肠区

◎ 刮痧方法 2：刮拭胸腹部

用单角刮法自上而下刮拭胸部正中气管体表投影区，并用平刮法沿胸部肋骨走向，从体正中线分别向两侧刮拭左、右肺的体表投影区，从上向下刮拭肚脐周围大肠体表投影区。每天隔衣刮拭 1 次。

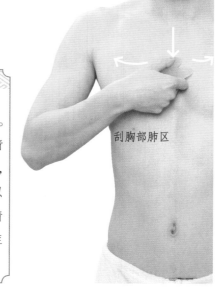

刮胸部肺区

专家提示

肺和大肠相表里，经脉相连，气血相通，功能互助。肺和大肠的生理功能正常与否直接影响体内环境的清洁。因此预防疾病，维护健康，必须增强肺脏的抵抗力，同时注意合理膳食，定时排便，保持大便通畅。按照以上方法进行刮痧，可以保持和促进肠道的生理功能，清洁肠道，预防腹胀、腹泻、便秘等肠道疾患，促进病症康复。

◎ 刮痧方法 3：刮拭上肢经穴

　　沿着经脉的循行部位，以疏理经气法从肘窝内侧手太阴肺经尺泽穴刮拭至手大拇指少商穴，肘关节外侧手阳明大肠经曲池穴刮至食指商阳穴。重点刮拭太渊穴、列缺穴、偏历穴。

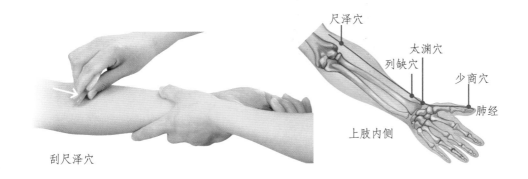

刮尺泽穴　　　　　　　　　　上肢内侧

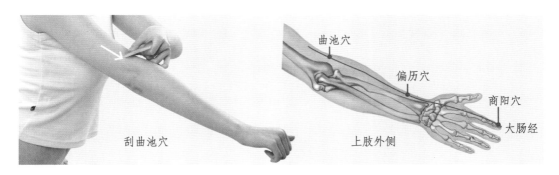

刮曲池穴　　　　　　　　　　上肢外侧

◎ 刮痧方法 4：刮拭手足全息穴区

　　用面刮法或用平面按揉法刮拭手掌和足底肺和大肠的全息穴区。

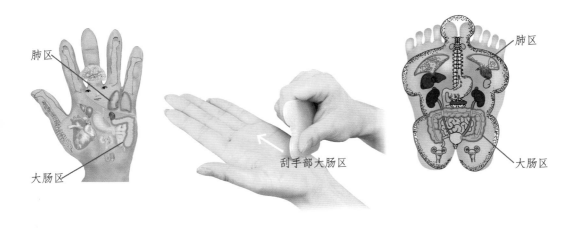

刮手部大肠区

肝和胆保健

◎ 刮痧方法 1：刮拭背部

　　用面刮法和双角刮法自上而下刮拭背部肝胆脊椎对应区（第 5~10 胸椎及两侧 3 寸宽的范围），并用平刮法从内向外沿肋骨走向刮拭背部右侧肝胆体表投影区。

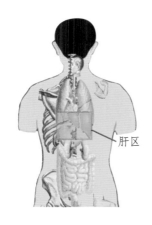

肝区

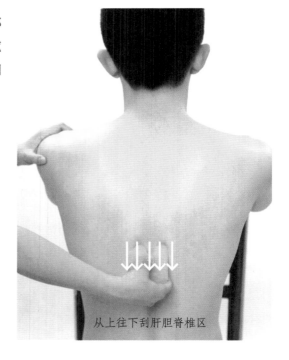

从上往下刮肝胆脊椎区

◎ 刮痧方法 2：刮拭胸腹部

　　用平刮法从内向外沿肋骨走向刮拭右胁肋部肝胆体表投影区。从上向下刮拭期门穴、日月穴。

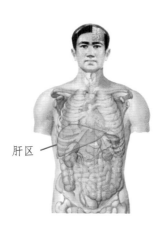

肝区

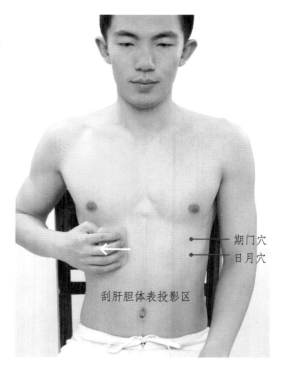

期门穴

日月穴

刮肝胆体表投影区

◎ 刮痧方法 3：刮拭下肢经穴

　　沿着经脉的循行部位，以面刮法从上向下刮拭胆经阳陵泉穴、光明穴，肝经曲泉穴至大敦穴。

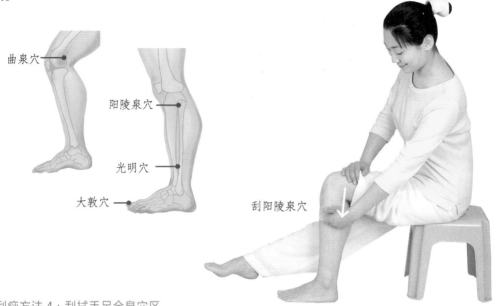

曲泉穴

阳陵泉穴

光明穴

大敦穴

刮阳陵泉穴

◎ 刮痧方法 4：刮拭手足全息穴区

　　用面刮法或用平面按揉法刮拭手掌和足底肝胆全息穴区。

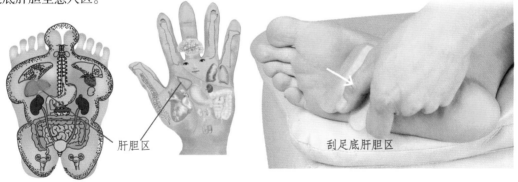

肝胆区

刮足底肝胆区

专家提示

　　肝与胆相表里，经脉相连，气血相通，生理功能相辅相成，一方的病变会影响另一方；同样，对一方的保健也会使另一方受益。保健刮痧有利于排毒解毒，疏肝利胆，行气解郁，为肝脏减负而养血益肝。肝和胆保健刮痧可以增强肝胆功能，改善肝胆亚健康的症状，预防泛酸、胁肋胀痛、腹胀等肝胆、消化系统疾患，促进肝胆疾患的康复。

脾和胃保健

◎ 刮痧方法 1：刮拭背部

　　用面刮法和双角刮法自上而下刮拭脾胃脊椎对应区（第 10 胸椎～第 1 腰椎及两侧 3 寸宽的范围）。重点刮拭膀胱经脾俞穴、意舍穴、胃仓穴、胃俞穴。并用平刮法从内向外沿肋骨走向刮拭背部左侧脾脏、胰腺体表投影区。

◎ 刮痧方法 2：刮拭胸腹部

　　用平刮法从内向外沿肋骨走向刮拭左胁肋部脾脏、胰腺体表投影区，并用面刮法从上向下刮拭胃体表投影区，重点刮拭任脉中脘穴、肝经章门穴。

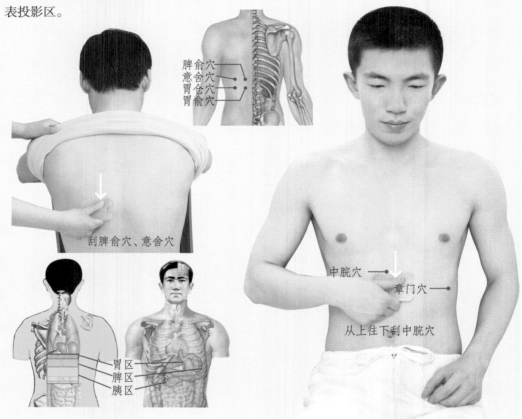

脾俞穴
意舍穴
胃仓穴
胃俞穴

刮脾俞穴、意舍穴

胃区
脾区
胰区

中脘穴

章门穴

从上往下刮中脘穴

专家提示

　　脾和胃相表里，胃气以降为顺，脾主升清，脾胃共称"后天之本"。刮痧保健可以改善脾胃的亚健康症状，预防食欲不振、胃脘疼痛、腹胀、腹泻、便秘等脾胃失调的病症，促进胃肠疾患的康复。还可以根据各部位经穴和全息穴区的阳性反应判断脾胃健康状况，对脾胃健康发展趋向有早期诊断作用。

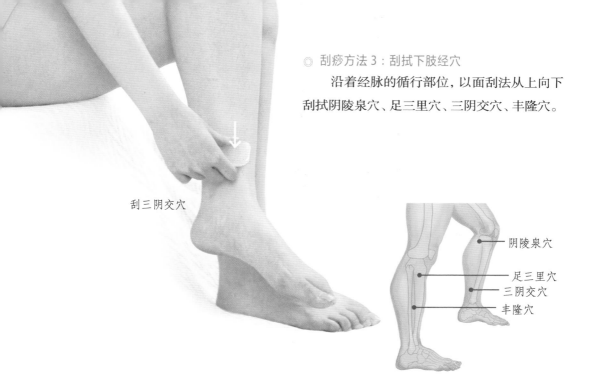

◎ 刮痧方法3：刮拭下肢经穴

　　沿着经脉的循行部位，以面刮法从上向下刮拭阴陵泉穴、足三里穴、三阴交穴、丰隆穴。

刮三阴交穴

阴陵泉穴
足三里穴
三阴交穴
丰隆穴

◎ 刮痧方法4：刮拭手足全息穴区

　　用面刮法或用平面按揉法刮拭手掌和足底部脾胃、大小肠的全息穴区。

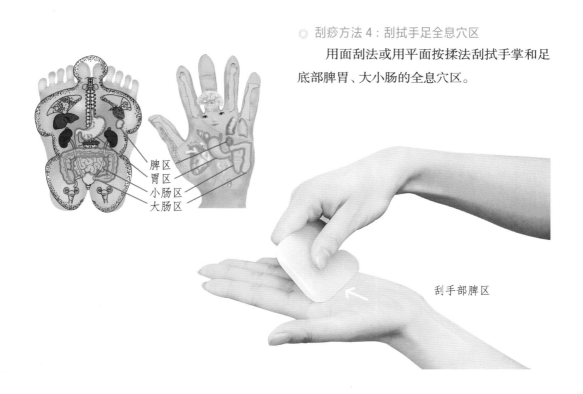

脾区
胃区
小肠区
大肠区

刮手部脾区

肾和膀胱保健

◎ 刮痧方法 1：刮拭背部

　　用面刮法和双角刮法自上而下刮拭腰部肾脏（第 11 胸椎～第 3 腰椎及两侧 3 寸宽的范围）和腰骶部膀胱的脊椎对应区。重点刮拭督脉命门穴，膀胱经三焦俞穴、肾俞穴、志室穴、膀胱俞穴，每天隔衣刮拭至肌肤有热感保健效果更佳。

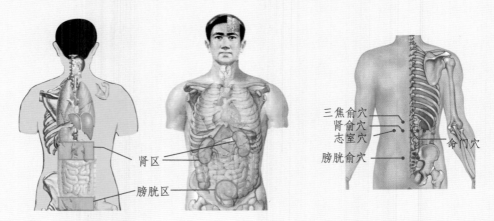

肾区

膀胱区

三焦俞穴
肾俞穴
志室穴
膀胱俞穴
命门穴

◎ 刮痧方法 2：刮拭腹部

　　用面刮法从上向下刮拭小腹部膀胱体表投影区，重点刮拭任脉中极穴、胆经京门穴。

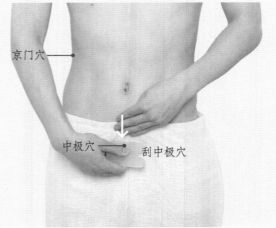

京门穴

中极穴

刮中极穴

◎ 刮痧方法3：刮拭手足全息穴区

　　用面刮法或平面按揉法刮拭手掌小鱼际
和足底肾、膀胱的全息穴区。

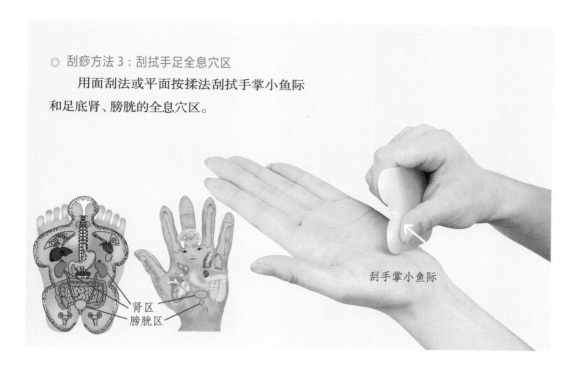

肾区
膀胱区
刮手掌小鱼际

◎ 刮痧方法4：刮拭下肢经穴

　　沿着经脉的循行部位，以面刮法从上向下刮拭委中穴、阴谷穴、委阳穴、飞扬穴、交信穴、大钟穴、涌泉穴，每隔6~12个月按拍打法的操作要求拍打膝窝委阳穴、阴谷穴。

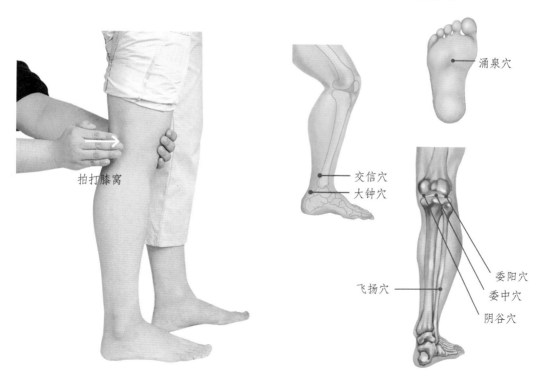

拍打膝窝
涌泉穴
交信穴
大钟穴
飞扬穴
委阳穴
委中穴
阴谷穴

男性保健刮痧

男性主要生殖器官为睾丸，此外还有附睾、输精管、前列腺、精囊、阴茎和阴囊等附属器官。《黄帝内经》指出男性生育机能变化的规律：男子16岁肾气旺盛，第二性征出现，精满溢泻，有了生育功能，64岁年老肾气衰，性机能逐渐减退，则无法生育。

在注重科学养生、劳逸适度和心理健康的基础上，坚持保健刮痧，可以补肾益精，有利于性健康，延缓生殖器官衰老，此外还可预防和改善腰酸背痛、精力不足等亚健康状态。

◎ 刮痧方法1：刮拭背部

用面刮法和双角刮法隔衣自上而下刮拭腰骶部（骶椎及两侧3寸宽的范围）生殖器官脊椎对应区。重点刮拭督脉命门穴，膀胱经肝俞穴、胆俞穴、肾俞穴、志室穴、膀胱俞穴、关元俞穴、八髎穴、白环俞穴。每天刮拭1次，每次20~30下。每隔7~10天涂刮痧油用补法刮拭1次。

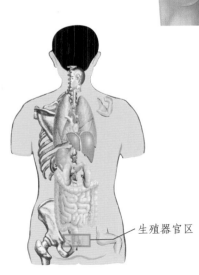

肝俞穴
胆俞穴
肾俞穴
志室穴
关元俞穴
膀胱俞穴
白环俞穴
命门穴
八髎穴

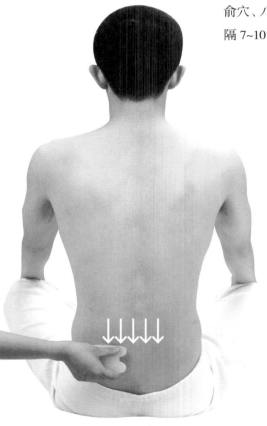

刮生殖器官区

生殖器官区

◎ 刮痧方法 2：刮拭腹部经穴

　　用面刮法隔衣从上向下刮拭任脉气海穴、关元穴、中极穴、曲骨穴。每天 1 次，每次 20~30 下。

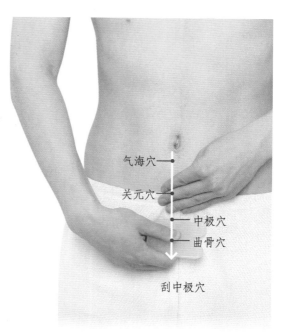

气海穴——
关元穴——
——中极穴
——曲骨穴

刮中极穴

◎ 刮痧方法 3：刮拭手足

　　用平面按揉法刮拭手掌、足底、足跟部及足跟两侧生殖器官全息穴区。

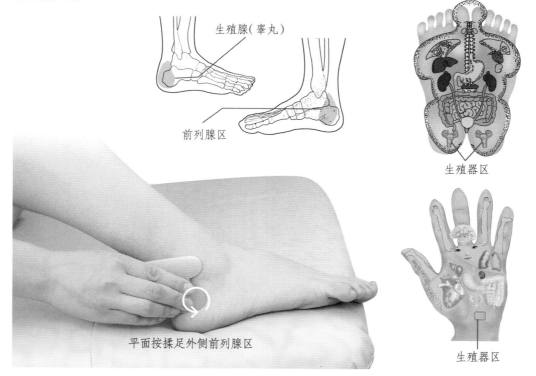

生殖腺（睾丸）

前列腺区

生殖器区

平面按揉足外侧前列腺区

生殖器区

女性保健刮痧

◎ 刮痧方法 1：刮拭背部

用面刮法和双角刮法隔衣自上而下刮拭腰骶部（骶椎及两侧 3 寸宽的范围）脊椎子宫、卵巢体表对应区。重点刮拭督脉命门穴，膀胱经肝俞穴、胆俞穴、脾俞穴、肾俞穴、志室穴、关元俞穴、膀胱俞穴、八髎穴。每天 1 次，每次 20~30 下。每隔 7~10 天涂刮痧油用补法刮拭 1 次。

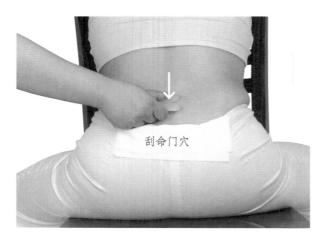

刮命门穴

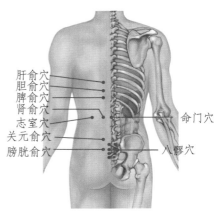

肝俞穴
胆俞穴
脾俞穴
肾俞穴
志室穴
关元俞穴
膀胱俞穴

命门穴
八髎穴

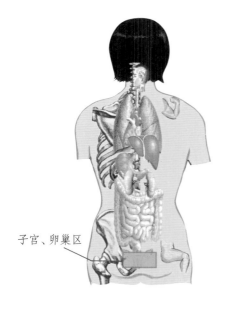

子宫、卵巢区

专家提示

刮痧的过程中，刮拭部位平顺，无结节和明显的疼痛感，仅有少量浅红色散在痧点或痧斑，表明性功能正常；如果有轻微的腰酸、腰痛、月经不调或乳房胀痛及性功能减弱等亚健康症状，可通过刮痧保健、运动、饮食、生活起居及情绪调节而好转。

如果刮痧过程中，刮拭部位不平顺，有明显结节，疼痛感严重，出现青色、暗青色或青黑色包块状、青筋样痧象，提示生殖器官有较长时间的气血瘀滞，为较严重的亚健康状态。如果多个保健部位均有明显的阳性反应，意义更大，应该及时到医院做进一步的检查，警惕和观察生殖器官和乳腺的病理变化，必要时综合治疗。

◎ 刮痧方法 2：刮拭双足全息穴区

用平面按揉法按揉三阴交穴、足部（足底、足跟处）生殖器官全息穴区，并用垂直按揉法按揉足部肝经太冲穴。

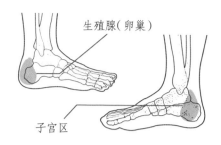

生殖腺（卵巢）

子宫区

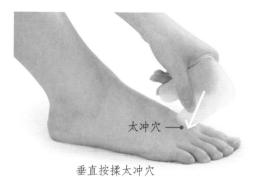

太冲穴 ——

垂直按揉太冲穴

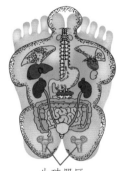

生殖器区

◎ 刮痧方法 3：刮拭腹部

用面刮法隔衣每天从上向下刮拭小腹部正中及两侧子宫、卵巢体表投影区。重点刮拭带脉穴、气海穴、关元穴、中极穴、曲骨穴（具体位置见 129 页）。

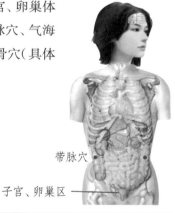

带脉穴

子宫、卵巢区 ——

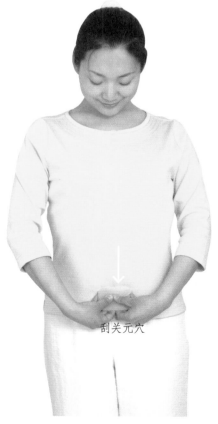

刮关元穴

【 师带徒 】

身体各保健部位可以隔衣刮拭至局部微热，每个穴位刮拭 20~30 下，每天刮拭 1 次，也可以定期 (1~2 周或 1 个月) 涂刮痧油刮拭 1 次。涂刮痧油刮拭身体各部位时，注意寻找并重点刮拭疼痛、结节等阳性反应区，保健效果更好。根据身体情况交替选择各保健部位，每次可以任选 1~2 种保健方法。

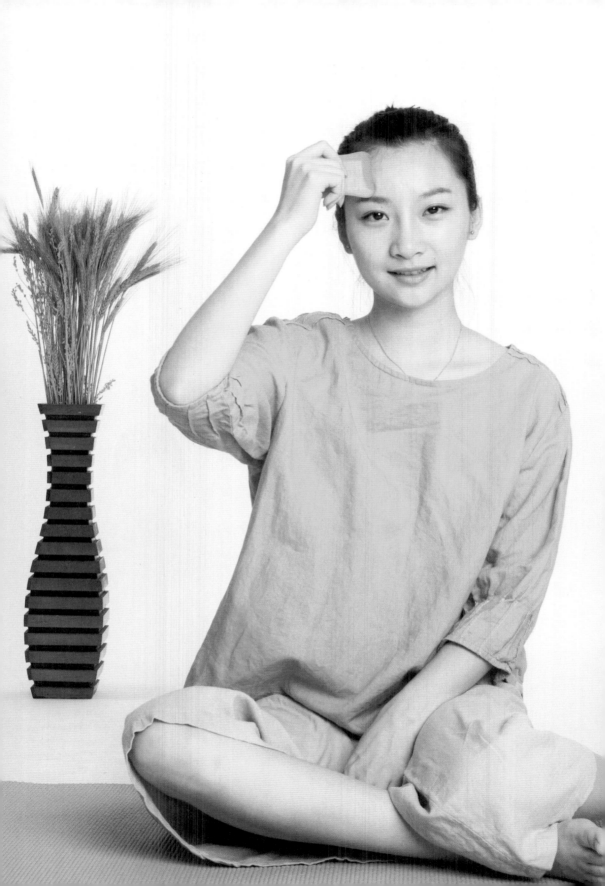

乳房保健

◎ 刮痧方法 1：刮拭胸部经穴

　　用单角刮法从上向下刮拭任脉膻中穴，用平刮法从内向外刮拭胃经屋翳穴、乳根穴，肝经期门穴。

◎ 刮痧方法 2：刮拭背部

　　用平刮法从上向下刮拭背部乳房投影区（将投影区划分为 4 部分，每部分都分别刮拭），再刮拭肝俞穴、胆俞穴。

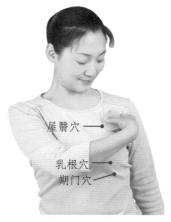

刮屋翳穴

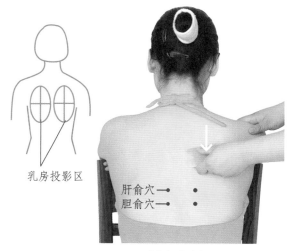

乳房投影区

刮背部乳房投影区

专家提示

　　乳房位于前胸部，成年女子乳房呈半球形，紧致而有弹性。在性激素的作用下，乳房可发生周期性的变化：妊娠和哺乳期乳腺增生，乳房明显增大。停止哺乳后，乳腺萎缩，乳房变小，下垂。老年妇女乳房萎缩更为明显。情绪变化，长期处于压力之下，内分泌紊乱，均可影响乳房健康，出现各种乳腺疾病。近年女性乳腺疾病或肿瘤有发病率增高的趋势。每天用隔衣刮拭法刮拭上述部位对促进乳房发育、正常分泌乳汁及保持形体有一定作用，有利于预防和治疗乳腺疾病。

◎ 刮痧方法 3：刮拭腋窝经穴

　　从前胸向腋窝处刮拭心经极泉穴（位于腋窝正中腋动脉搏动处）。

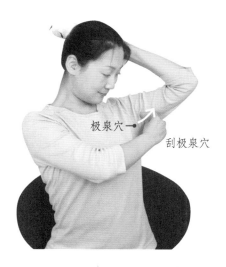

刮极泉穴

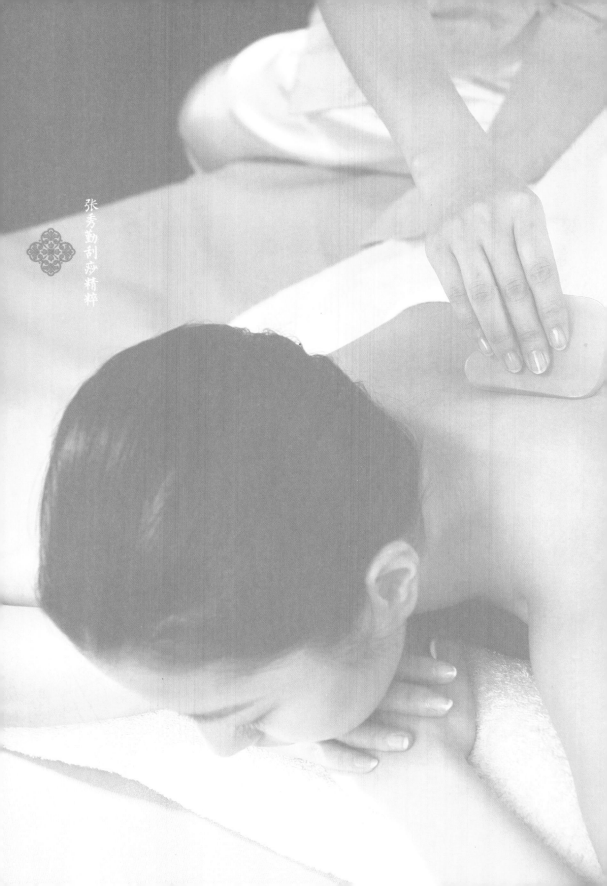

张秀勤刮痧精粹

第七章

刮痧美容

如何才能让恼人的斑斑痘痘不出现在我们娇嫩的肌肤上，让我们的身材不轻易走形，让自己拥有更靓丽的面容、更洁净细腻的肌肤和更匀称的身材呢？刮痧推陈出新，以减法的思维为每个苦苦寻找天然、健康美容措施的女性提供了更好的选择。

皮肤与内在脏腑、经络的联系，就像花朵与根茎的关系，根茎茂盛，花朵才能艳丽持久，刮痧正是通过疏通经络、清洁皮肤和血液，促进脏腑健康，来保持肌肤的美丽。

皮肤干燥

◎ 刮痧方法：强壮肺脏，保滋润

　　1.在手掌和足底肺区，用刮痧板长边以面刮法刮拭。刮至该区域皮肤有微热感即可。刮完一侧手掌换刮另一侧。用平面按揉法按揉足踝太溪穴。

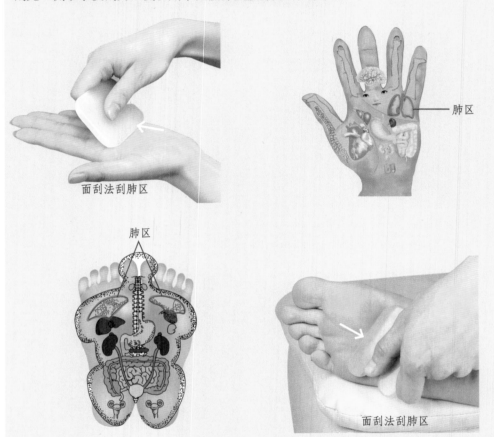

面刮法刮肺区

肺区

肺区

面刮法刮肺区

　　2.按面部刮痧的要求先涂美容刮痧乳，以平刮法按额头、眼周、面颊、口唇周围、鼻部、下颌的顺序从内向外刮拭（鼻部从上向下）。每隔3天刮拭1次。

专家提示

　　当天气寒冷、睡眠不足、体力透支、消化功能障碍或其他原因导致血液循环不良时，或过度节食减肥、精神压力过大而导致营养摄入不足时，皮肤保存水分的能力和分泌皮脂的能力都会下降。肺主皮毛，经常刮拭手足肺区、上肢肺经和大肠经，促进气血畅通可以辅助肌体保持皮肤水液代谢正常，保证肌肤水嫩不干燥。

3.用疏理经气法隔衣刮拭手臂桡侧肺经、大肠经。从肘关节尺泽穴略上向下刮至拇指尖少商穴，从曲池穴略上向下刮至食指商阳穴，每日刮拭 1 次。

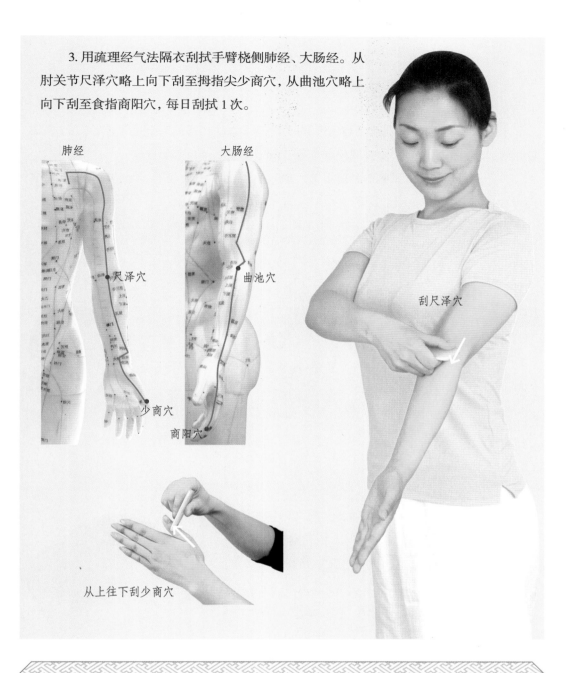

肺经

大肠经

尺泽穴

曲池穴

刮尺泽穴

少商穴

商阳穴

从上往下刮少商穴

专家提示

经常按要求做面部刮痧，可增强皮肤自身的细胞代谢和保水功能。手掌和足底肌肉层较厚，刮拭可促进手掌、足底的血液循环，皮肤干燥者可先涂美容刮痧乳，效果会更好。刮痧后注意补充水分，多吃些含汤汁的食品。

◎ 眉眼间皱纹刮痧方法：为心肺补充营养

　　1. 按面部刮痧要求，先涂美容刮痧乳，用平面按揉法按揉额头中间下部咽喉区，两眉眼之间肺区、心区，每个部位按揉 5~10 下至皮肤微热即可。

　　2. 用刮痧板一边以平刮法刮拭手掌大鱼际心区、小拇指下方肺区至该区域皮肤微热即可。

　　3. 用刮痧板长边以平刮法从上向下刮拭双足部肺区及左足底心区，刮至皮肤微热即可。

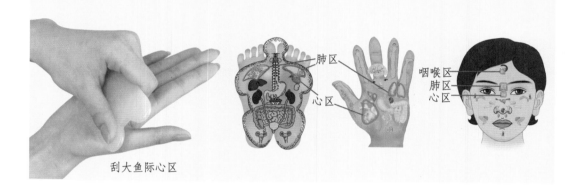

刮大鱼际心区

肺区
心区
咽喉区
肺区
心区

◎ 眼角鱼尾纹刮痧方法：畅通胆经气血

　　1. 按面部刮痧要求用美容刮痧板角部以平面按揉法分别按揉外眼角太阳穴、瞳子髎穴，用揉刮法轻刮皱纹部位。每个部位每次轻揉 5~10 下至皮肤微热即可。

　　2. 将刮痧板梳竖放在耳朵上部发际边缘，绕着耳朵从前向后刮拭两侧头部。再用单角刮法刮拭颈部胆经风池穴，用面刮法从内向外刮拭肩部肩井穴。

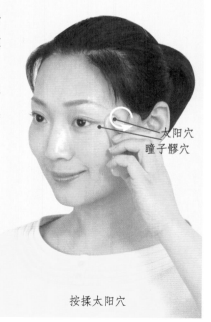

太阳穴
瞳子髎穴

按揉太阳穴

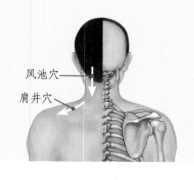

风池穴
肩井穴

◎ 额头皱纹刮痧方法1：刮拭头部

1. 先用面刮法从前头发际处刮向头顶部百会穴，再从百会穴向后刮拭后头部。重点刮拭百会穴。

2. 将刮痧板竖放在耳朵上部发际边缘，绕着耳朵从前向后刮拭头部两侧胆经循行部位。

百会穴

刮百会穴

◎ 额头皱纹刮痧方法2：刮拭额头及颈背部

1. 用平刮法分别从额头中部向两侧轻刮，用平面按揉法按揉头区、咽喉区、阳白穴。

2. 在颈椎部位涂刮痧油，先刮拭颈椎中间督脉部位，用面刮法从哑门穴刮拭至大椎穴，再刮膀胱经天柱穴至大杼穴。

3. 用面刮法从上向下刮拭背部膀胱经肝俞穴、胆俞穴、脾俞穴、胃俞穴。

阳白穴

咽喉区

天柱穴
大椎穴
哑门穴
大杼穴

肝俞穴
胆俞穴
脾俞穴
胃俞穴

用平刮法轻刮额头

专家提示

去除细小的皱纹，按压力应渗透至皮肤之下、肌肉之上的软组织间。改善肌肤松懈或深而明显的皱纹，按压力要渗透至肌肉深部。刮拭速度缓慢，控制在平静呼吸时一呼一吸2~3下。根据皱纹决定刮拭方向：横向皱纹应向上方提升刮拭，纵向皱纹应横向舒展刮拭，斜向的法令纹应向外上方刮拭，放射状的鱼尾纹用平面按揉法和平刮法向外上方刮拭。

毛孔粗大

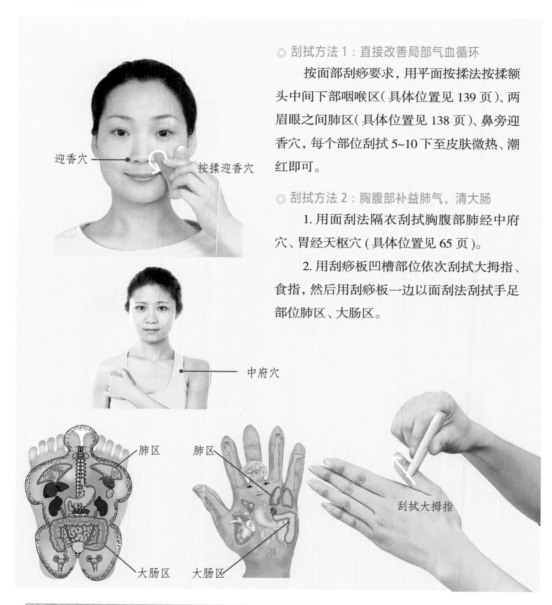

迎香穴

按揉迎香穴

中府穴

肺区　肺区

大肠区　大肠区

刮拭大拇指

◎ 刮拭方法 1：直接改善局部气血循环

　　按面部刮痧要求，用平面按揉法按揉额头中间下部咽喉区（具体位置见 139 页）、两眉眼之间肺区（具体位置见 138 页）、鼻旁迎香穴，每个部位刮拭 5~10 下至皮肤微热、潮红即可。

◎ 刮拭方法 2：胸腹部补益肺气，清大肠

　　1. 用面刮法隔衣刮拭胸腹部肺经中府穴、胃经天枢穴（具体位置见 65 页）。

　　2. 用刮痧板凹槽部位依次刮拭大拇指、食指，然后用刮痧板一边以面刮法刮拭手足部位肺区、大肠区。

专家提示

　　毛孔粗大的原因：一是皮脂腺功能非常强大，皮肤油脂分泌过多；二是出现过早衰老的皮肤老化，毛孔粗大，是因为肺气虚、收摄毛孔力量减弱所致。面部刮痧结束后，彻底清洁皮肤，可涂爽肤水和润肤露。油脂分泌过多者，更需彻底清洁皮肤，避免皮肤表面残留刮痧乳从而阻塞毛孔。

1. 在背部肺俞穴、脾俞穴、胃俞穴、三焦俞穴、大肠俞穴处涂刮痧油，用面刮法从上向下刮拭。

2. 用刮痧板隔衣刮拭手臂桡侧肺经、大肠经，外侧中部三焦经。从肘关节上沿经脉循行方向刮至手指尖，重点刮拭上肢曲池穴、列缺穴、偏历穴，按揉合谷穴；下肢重点刮拭足三里穴、上巨虚穴。

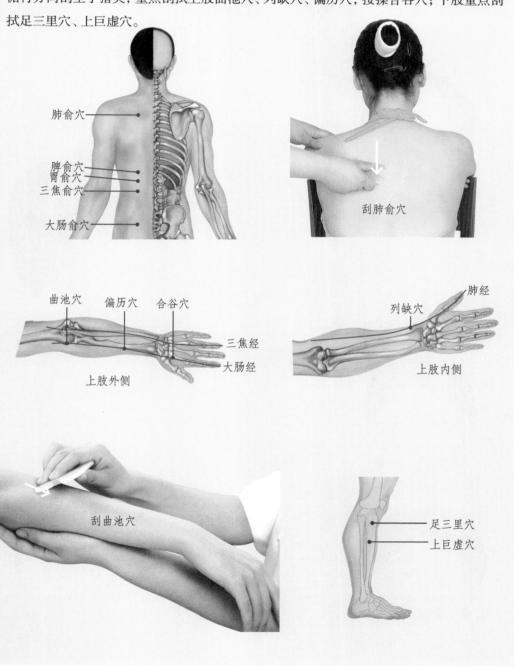

肺俞穴

脾俞穴
胃俞穴
三焦俞穴

大肠俞穴

刮肺俞穴

曲池穴　偏历穴　合谷穴

三焦经

大肠经

上肢外侧

列缺穴　肺经

上肢内侧

刮曲池穴

足三里穴
上巨虚穴

❧ 雀斑 ❧

◎ 刮拭面部：直接改善局部气血循环

　　按面部刮痧的要求涂美容刮痧乳后，以平刮法按额头、眼周、面颊、口唇周围、鼻部、下颌的顺序从内向外刮拭（鼻部从上向下）。寻找并重点按揉肺区、肾区、迎香穴与雀斑分布较多部位的阳性反应点。每个部位刮拭 5~10 下，至皮肤微热、潮红即可。

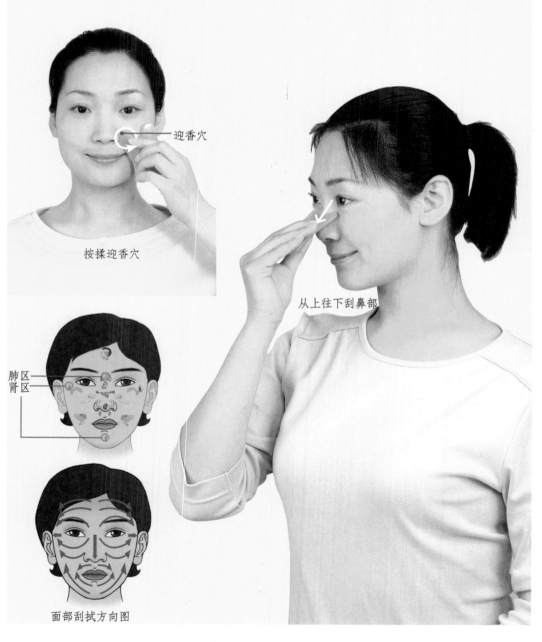

按揉迎香穴

迎香穴

从上往下刮鼻部

肺区
肾区

面部刮拭方向图

◎ 刮拭其他部位：进一步补益肺肾

1. 用面刮法从上向下刮拭背部膀胱经肺俞穴、肝俞穴、肾俞穴。

2. 用面刮法从上向下刮拭下肢胃经足三里穴，脾经三阴交穴。

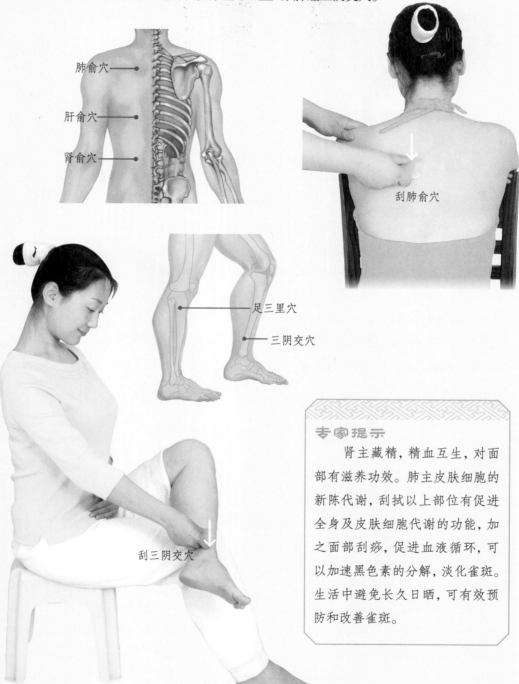

肺俞穴

肝俞穴

肾俞穴

刮肺俞穴

足三里穴

三阴交穴

刮三阴交穴

专家提示

　　肾主藏精，精血互生，对面部有滋养功效。肺主皮肤细胞的新陈代谢，刮拭以上部位有促进全身及皮肤细胞代谢的功能，加之面部刮痧，促进血液循环，可以加速黑色素的分解，淡化雀斑。生活中避免长久日晒，可有效预防和改善雀斑。

肌肤松弛

◎ 刮拭面部：补益大肠，提拉法紧肤

1. 按面部刮痧要求均匀涂足量的刮痧乳后，用平面按揉法按揉面部大肠区、小肠区、迎香穴、颧髎穴、下关穴、颊车穴、地仓穴。

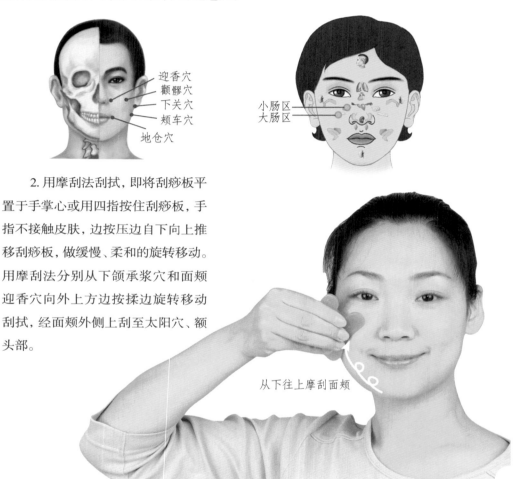

迎香穴
颧髎穴
下关穴
颊车穴
地仓穴

小肠区
大肠区

2. 用摩刮法刮拭，即将刮痧板平置于手掌心或用四指按住刮痧板，手指不接触皮肤，边按压边自下向上推移刮痧板，做缓慢、柔和的旋转移动。用摩刮法分别从下颌承浆穴和面颊迎香穴向外上方边按揉边旋转移动刮拭，经面颊外侧上刮至太阳穴、额头部。

从下往上摩刮面颊

专家提示

改善肌肤松懈下垂，恢复肌肉弹性的关键是用摩刮法、提拉法刮拭重点穴位（多是肌肉的附着点），可以增强肌肉纤维的弹性，增加筋膜弹性纤维的柔韧性，达到紧肤、提升的功效。从穴位局部到大面积的刮拭和按揉，按压力均匀渗透至肌肉深部，疏通所有组织的微循环，因此还有改善面色的效果，使肤色均匀红润。

◎ 刮拭其他部位：进一步增强脾胃功能

　　1.用面刮法和双角刮法自上而下刮拭脾胃脊椎对应区（第6胸椎～第1腰椎及两侧3寸宽的范围）。重点刮拭膀胱经脾俞穴、意舍穴、胃仓穴、胃俞穴。用平刮法从内向外沿肋骨走向刮拭中背部左侧脾脏、胰腺体表投影区。

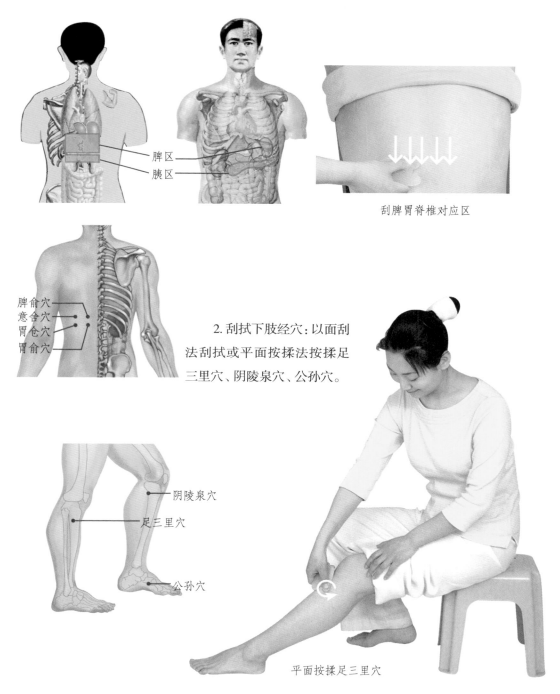

脾区
胰区

刮脾胃脊椎对应区

脾俞穴
意舍穴
胃仓穴
胃俞穴

　　2.刮拭下肢经穴：以面刮法刮拭或平面按揉法按揉足三里穴、阴陵泉穴、公孙穴。

阴陵泉穴
足三里穴
公孙穴

平面按揉足三里穴

黄褐斑

　　涂专用美容刮痧乳后，用美容刮痧玉板沿面部肌肉纹理走向与骨骼形态从内向外刮拭，刮拭的顺序是额头、眼周、面颊、口唇、鼻部、下颌。刮拭时刮痧板与皮肤的夹角为10°~15°，用平刮法刮拭。每个部位刮拭 5~10 下。

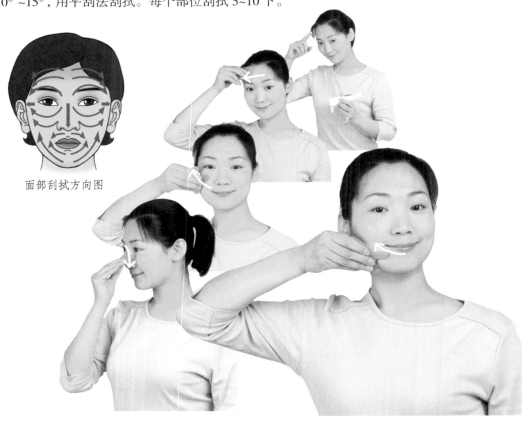

面部刮拭方向图

专家提示

　　面部刮痧一定要涂抹足够量的专用美容刮痧乳，保持面部的润滑度，避免干涩刮拭，损伤皮肤。面部刮痧前后不要用损伤角质层的洗面奶和面膜。面部刮痧后要在半小时以后再从事室外活动。

　　黄褐斑多发生在经脉穴位附近。中医认为，黄褐斑与经脉气血瘀滞有关。在全面刮拭面部的基础上，寻找黄褐斑下的痛点和阳性反应，重点按揉、刮拭，有显著淡斑祛斑功效。面部黄褐斑还与肝脾肾功能失调有关，可同时刮拭背部肝俞穴、脾俞穴、肾俞穴等调节肝脾肾的有关部位，效果更好。

◎ 刮痧方法2：刮拭黄褐斑部位

在面部刮痧的基础上，用推刮法从内向外刮拭，刮拭色斑部位以及阳白穴、颧髎穴、迎香穴，大小肠区，寻找并按揉黄褐斑和颧髎穴下的痛点、沙砾、结节等阳性反应点。

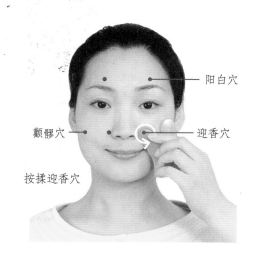

阳白穴
迎香穴
颧髎穴
按揉迎香穴

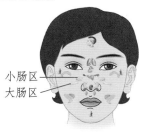

小肠区
大肠区

◎ 刮痧方法3：健脾益肾疏肝

1. 用面刮法刮拭背部小肠经天宗穴，膀胱经心俞穴、肝俞穴、脾俞穴、肾俞穴。用面刮法从上向下刮拭气海穴、关元穴，用平刮法从内向外刮拭期门穴、章门穴。

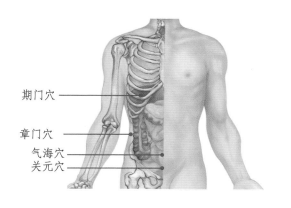

期门穴
章门穴
气海穴
关元穴

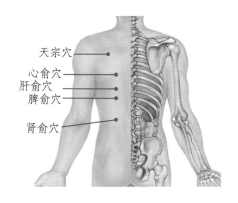

天宗穴
心俞穴
肝俞穴
脾俞穴
肾俞穴

2. 用面刮法从上向下刮拭上肢心包经内关穴，下肢胃经足三里穴，脾经血海穴，垂直按揉太冲穴。

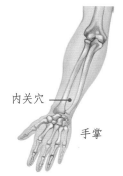

内关穴
手掌

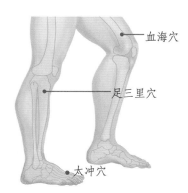

血海穴
足三里穴
太冲穴

❧ 痤疮 ❧

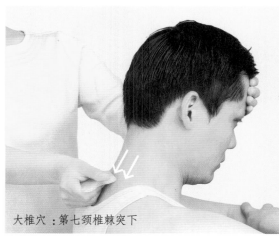

大椎穴：第七颈椎棘突下

◎ 刮痧方法 1：刮拭督脉、夹脊穴、膀胱经

　　1. 用涂刮痧油法刮拭督脉大椎穴至命门穴，重点刮拭大椎穴。

　　2. 用双角刮法刮拭大椎穴至命门穴两侧夹脊穴处。

　　3. 用面刮法从上向下刮拭两侧膀胱经肺俞穴、心俞穴、肝俞穴、脾俞穴、大肠俞穴。

◎ 刮痧方法 2：刮拭四肢经穴

　　1. 用涂刮痧油法刮拭上肢曲池穴、合谷穴。

　　2. 从上向下刮拭下肢足三里穴至丰隆穴。

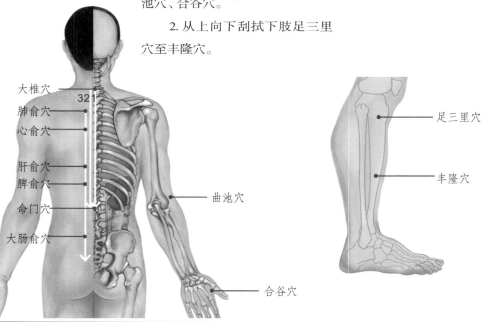

大椎穴
肺俞穴
心俞穴
肝俞穴
脾俞穴
命门穴
大肠俞穴
曲池穴
合谷穴
足三里穴
丰隆穴

专家提示

　　中医认为面部痤疮是表象，根源与体内心肺热盛、热毒积聚有直接的关系。刮拭背部督脉、夹脊穴、膀胱经和四肢相关的腧穴可以清热解毒。体内热毒清解，面部痤疮自然减轻或消失。因此刮痧治疗痤疮，不刮拭面部痤疮部位，而重在清泄体内的热毒。

黑眼圈

◎ 刮痧方法：重点刮拭四白穴、承泣穴、睛明穴

1. 把面部清洗干净，在眼周均匀涂抹专用美容刮痧乳，避免刮痧乳进入眼内。

2. 用美容刮痧板的角部垂直按揉内眼角稍上方睛明穴，寻找疼痛点和有沙砾、结节的部位，重点按揉。经过每天持之以恒的按揉治疗，疼痛会逐渐减轻，沙砾、结节会逐渐缩小，黑眼圈即随之减轻。

3. 从鼻根部内侧沿上眼眶骨，从下向上刮拭眉头攒竹穴。

4. 将美容刮痧板的角部平放在承泣穴、四白穴处，以穴位为中心，缓慢地从内向外刮拭 5~10 次后，用平面按揉法按揉 5 次。

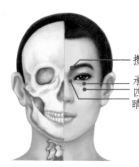

攒竹穴
承泣穴
四白穴
睛明穴

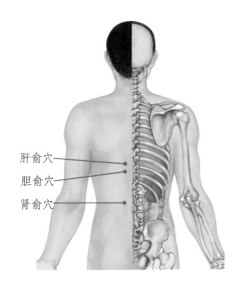

肝俞穴
胆俞穴
肾俞穴

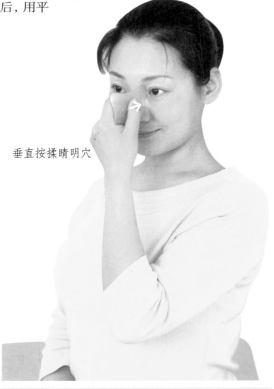

垂直按揉睛明穴

5. 用面刮法从上向下刮拭背部膀胱经肝俞穴、胆俞穴、肾俞穴。

【 师带徒 】

每次刮拭大约 10~15 厘米长，每个部位要刮 15~20 下，只要毛孔张开，或有痧出现就可以停止刮拭。刮拭过程中注意寻找疼痛点、不顺畅以及有结节的部位，做重点刮拭。

眼袋

◎ 刮痧方法 1：刮拭承泣穴、四白穴

把面部清洗干净，在下眼睑处均匀涂抹专用美容刮痧乳。将美容刮痧板的角部平放在承泣穴、四白穴处，用推刮法缓慢地从内向外刮拭，寻找有沙砾、结节的部位，用平面按揉法按揉 5~15 次，重点按揉阳性反应部位。

◎ 刮痧方法 2：刮拭背部、下肢经穴

用面刮法从上向下刮拭背部膀胱经肝俞穴、脾俞穴、胃俞穴。用平面按揉法按揉足三里穴、阴陵泉穴、丰隆穴（具体位置见 151 页）。

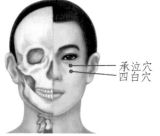

承泣穴
四白穴

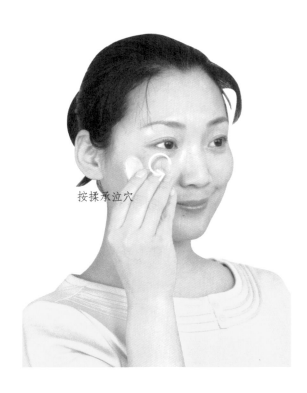

按揉承泣穴

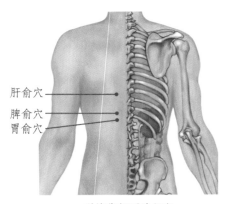

肝俞穴
脾俞穴
胃俞穴

刮拭背部下肢经穴

专家提示

眼袋是脾胃气虚的表现。眼袋松弛、下垂、皱纹明显者是脾虚的表现，多有食欲减退、消化功能减弱、腹胀或便秘等症状。眼袋饱满鼓胀者食欲旺盛，提示脂肪代谢紊乱，有血脂增高的迹象。眼袋时间长而明显者要警惕动脉硬化症，应当去医院检查，以便早发现早治疗。

酒渣鼻

◎ 刮痧方法 1：刮拭脾胃脊椎对应区

1. 涂刮痧油后，用面刮法从至阳穴向下刮至命门穴。

2. 再用双角刮法刮拭两侧同水平段的夹脊穴。

3. 刮同水平段两侧的膀胱经。

每次刮拭 10~15 厘米长，每个部位刮 15~20 下，刮拭过程中遇到疼痛点、不顺畅处、有结节的部位做重点刮拭。

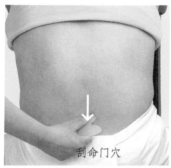

刮命门穴

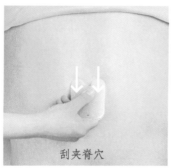

刮夹脊穴

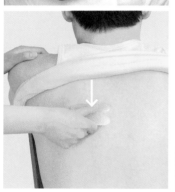

刮背部膀胱经

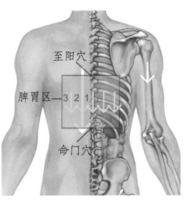

专家提示

中医认为酒渣鼻与脾胃湿热有关。刮拭脾胃的脊椎对应区，可以调节脾胃功能，有健脾和胃、清热利湿的功效。酒渣鼻患者鼻部禁刮。

◎ 刮痧方法 2：刮拭上下肢经穴

用面刮法从上向下刮拭上肢大肠经曲池穴，平面按揉合谷穴，三焦经支沟穴，下肢胃经足三里穴至丰隆穴，以及脾经血海穴、阴陵泉穴。每个部位可以刮拭 15~20 下。

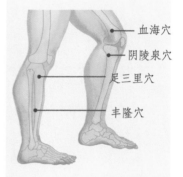

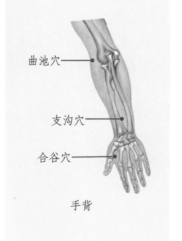

手背

❧ 紧肤瘦脸 ❧

涂刮痧乳

刮额头

【师带徒】

面部美容刮痧可以每天进行，如每天刮拭面部，每个部位刮拭次数可适当减少。面部有痤疮、炎症的部位不宜刮拭。有红血丝处禁刮或者轻刮，孕妇不可刮拭人中穴、承浆穴。贫血者不宜做面部刮痧。

◎ 紧肤瘦脸刮痧方法：定期按要求刮拭面部

1. 把面部清洗干净，均匀涂抹专用美容刮痧乳。

2. 用美容刮痧玉板按额头、眼周、面颊、下颌部位从内向外上的方向和顺序缓慢刮拭。刮拭时刮痧板与皮肤的夹角为10°~15°。每个部位刮拭5~10下。

3. 用美容刮痧板的长弧边分别以面部廉泉穴、承浆穴、人中穴、迎香穴、上迎香穴、瞳子髎穴、丝竹空穴为起点，沿面颊向上至额头，以提拉的方式刮拭面部两侧各5~10次。

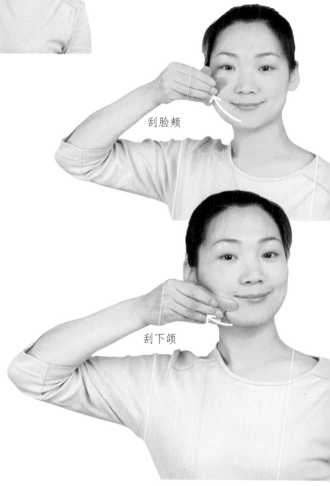

刮脸颊

刮下颌

秀肩瘦臂

◎ 刮痧方法 1：刮拭肩上、肩前、上肢内侧

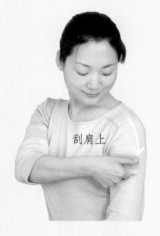

刮肩上

自上而下刮拭肩上，自上而下刮拭肩前，自上而下刮拭上肢内侧（手三阴经）。

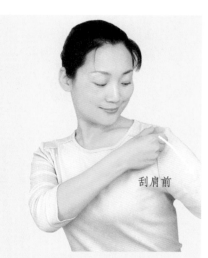

刮肩前

◎ 刮痧方法 2：刮拭肩后、腋下、上肢外侧

自上而下刮拭肩后，自上而下刮拭腋下，自上而下刮拭上肢外侧（手三阳经）。

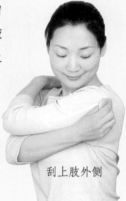

刮上肢外侧

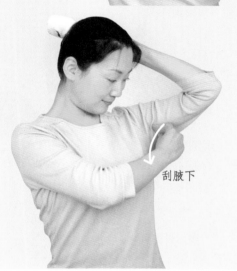

刮腋下

【师带徒】

用面刮法刮拭肩臂部位，在肌肉丰厚处应加大按压力。每天刮拭 1~2 次，每个部位每次刮拭 10 下左右。可隔衣刮拭，也可直接在皮肤上刮拭，因刮拭时间短暂，不必涂刮痧油。刮拭时，被刮拭部位肌肉主动收缩效果更好。

专家提示

经常刮拭肩部、手臂部位的经脉，可以促进肌肤的新陈代谢，加速肌肤代谢产物的排出，避免脂肪积聚，增加肌肉运动。正确的刮痧方法不但能预防肌肉松弛和脂肪积聚而秀肩瘦臂，还可以疏通经脉，预防和治疗肩臂疼痛，对心肺、消化系统和内分泌系统有保健作用。秀肩瘦臂贵在坚持，每日刮拭必见功效。

瘦臀防垂、秀腿

◎ 瘦臀防垂刮痧方法：刮拭臀部后侧、外侧

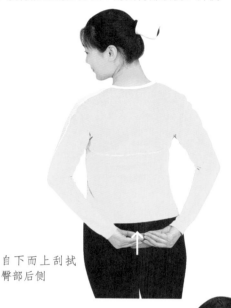

自下而上刮拭
臀部后侧

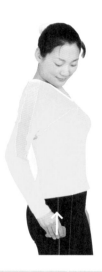

自下而上刮拭
臀部外侧

◎ 瘦臀秀腿刮痧方法：刮拭下肢
外侧、后侧、内侧

自上而下刮拭下
肢外侧，自上而下刮拭
下肢后侧，自上而下刮
拭下肢内侧。

刮拭下肢内侧

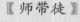

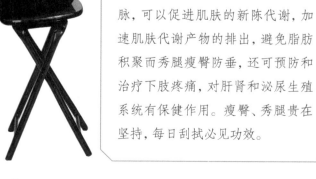

【师带徒】

用面刮法刮拭臀部，在肌肉丰
厚处应加大按压力。每天隔衣刮拭
1~2 次，每个部位每次刮拭 30 下左
右。刮拭时，被刮拭部位肌肉主动收
缩效果更好。

专家提示

经常刮拭臀部、下肢部位的经
脉，可以促进肌肤的新陈代谢，加
速肌肤代谢产物的排出，避免脂肪
积聚而秀腿瘦臀防垂，还可预防和
治疗下肢疼痛，对肝肾和泌尿生殖
系统有保健作用。瘦臀、秀腿贵在
坚持，每日刮拭必见功效。

瘦腹减肥

◎ 刮痧方法：每日刮拭腹部

　　站立姿势或仰卧位，收缩腹肌从上腹部肋缘下开始，用刮痧板的长边以面刮法自上而下刮至小腹部。依从左至右或从右至左的顺序刮拭均可。在肌肉丰厚处应加大按压力。每天刮拭 1~2 次，每个部位每次刮拭 30 下左右。

【师带徒】

　　可以隔衣刮拭，也可以直接在皮肤上刮拭，站立姿势刮拭时配合主动收缩腹肌效果更好。如直接刮拭皮肤，刮拭时间长，一定要涂刮痧油保护皮肤。注意有内脏下垂者，应自下向上刮拭。

刮腹部

专家提示

　　经常刮拭腹部的经脉，可以促进新陈代谢，加速脂肪分解，增加肌肉运动，预防肌肉松弛和脂肪积聚而瘦腹减肥。经常刮拭腹部，疏通腹部经脉，促进胃肠蠕动，有通便、利尿，预防和治疗腹胀、便秘等胃肠疾患的作用。瘦腹减肥贵在坚持，每日刮拭腹部必见功效。

图书在版编目（CIP）数据

张秀勤刮痧精粹 / 张秀勤著. — 3版. — 北京：
北京出版社，2020.12
（张秀勤刮痧养生堂）
ISBN 978-7-200-15974-5

Ⅰ. ①张… Ⅱ. ①张… Ⅲ. ①刮搓疗法—图解 Ⅳ.
①R244.4-64

中国版本图书馆CIP数据核字(2020)第208490号

张秀勤刮痧养生堂
张秀勤刮痧精粹　第3版
ZHANG XIUQIN GUASHA JINGCUI DI-3 BAN
张秀勤　著

＊

北 京 出 版 集 团
北 京 出 版 社　出版

（北京北三环中路6号）
邮政编码：100120

网址：ｗｗｗ.ｂｐｈ.ｃｏｍ.ｃｎ
北 京 出 版 集 团 总 发 行
新 华 书 店 经 销
雅迪云印（天津）科技有限公司印刷

＊

787毫米×1092毫米　16开本　10.5印张　150千字
2009年9月第1版　2020年12月第3版　2020年12月第24次印刷
ISBN 978-7-200-15974-5
定价：49.80元
如有印装质量问题，由本社负责调换
质量监督电话：010-58572393